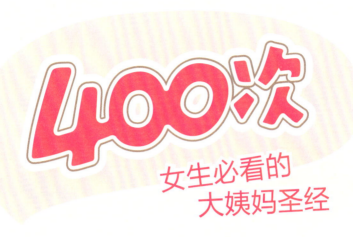

400次

女生必看的大姨妈圣经

大姨吗

编著

浙江出版联合集团
浙江文艺出版社

写在前面

亲爱的，你好啊，很高兴遇见你。我是一本教你如何跟大姨妈和平共处的科普书，叫《400次》，你一定很想知道我为什么叫这个名字。

在你的印象里，女性的月经周期应该是雷打不动的28天吧？事实上，这个数字是不断变化的，少数情况会短些，多数情况下更长些。在2014年发布的《中国女性生理健康白皮书》里，中国女性平均月经周期统计为30.90天。

从青春期到绝经的这段时间里，你会来400多次大姨妈。无论是初潮的忐忑，怀孕的紧张，为人母的喜悦，妇科病的烦扰，还是绝经时的衰老忧伤，大姨妈伴随了你一生中最美好的时光。或者说，是这400多次大姨妈见证了你的成长，陪伴你体会了人生百味。

你一定思考过"大姨妈是什么，它从哪里来，到哪里去"这样的哲学问题。你大概也好奇过，为什么有的人疼得在床上打滚甚至休克，有的人却淡定无恙？有的人长时间不来，有的人却"总有姨妈来敲门"？有的人姨妈来两天就走了，有的人却要淅淅沥沥个八九天？有的人只需要几片护垫，有的人却得有尿不湿才能缓解尴尬？

你或许还担忧过"姨妈不来是不是意味着怀孕了"、"非经期出血是不是生病了"、"经前总是情绪低落暴走是不是抑郁症"，别担心，这些我都会告诉你答案的。

在书中，我会持续不断地提醒你"注意饮食"、"作息规律"和"适量运动"，不要烦，这几点真的很重要。重要的事情，就是要多说几遍！

对了，我还找来一位可爱的女孩子做《400次》的主人公，她叫小纠结。那些困扰过你的大姨妈知识，都将随着小纠结的生活逐渐展开，你一定会喜欢她的。

第四章 只要姨妈不要病

- 第一话　不要忽视姨妈的警告！　103
- 第二话　可能遇到的姨妈病　107
- 第三话　必须保证的妇科检查　117
- 第四话　日常如何爱护『小妹妹』？　121

第五章 避孕不再羞羞哒

- 第一话　避孕误区大盘点　127
- 第二话　四种安全的避孕方式　131
- 第三话　避孕同时避免染病　142
- 第四话　正确放走『漏网之鱼』　150

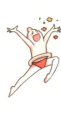

第六章 姨妈历来萌萌哒

- 第一话　姨妈之友进化史　157
- 第二话　买卫生巾是个技术活儿　164
- 第三话　爽到没感觉的棉条　169
- 第四话　超前超环保的月经杯　174

目录

第一章 姨妈背景大起底

- 第一话 5 出现吧，大姨妈！
- 第二话 7 周期和流量
- 第三话 16 初潮的故事
- 第四话 21 樱桃果酱的由来

第二章 姨妈周期说明书

- 第一话 27 健康自测期（月经期）
- 第二话 36 约会必胜期（卵泡期）
- 第三话 42 易孕期（排卵期）
- 第四话 50 情绪敏感期（黄体期）
- 第五话 55 除了『红朋友』，还有『白朋友』
- 第六话 58 巧用周期调理内分泌

第三章 打败痛经大魔王

- 第一话 69 认识痛经大魔王
- 第二话 75 大魔王的威力和武器
- 第三话 80 知己知彼，见招拆招
- 第四话 85 用美食打败大魔王
- 第五话 93 四大国民级谣传
- 第六话 98 终极降魔十八掌

人物档案

小纠结是本书的女主角，之所以叫小纠结，那全都因为大姨妈。小纠结平日里天不怕、地不怕，但一遇到大姨妈，就有停不下的纠结。虽然现在什么妙招都可以在网络上查到，但大姨妈带给小纠结的困扰可一点儿都没少！而嘴巴笨笨的男朋友也只会宽慰她："小纠结，多喝热水啊！"唉，这样的生活可真是纠结死人啦。

女一号

小纠结

小纠结是个活泼、乐观的女孩子，只是每个月总会有些"小纠结"，用她自己的话说，大姨妈和她是"不共戴天"的关系。每次大姨妈来到，她都要眼含热泪地许个愿："如果我是男孩子就好啦。"

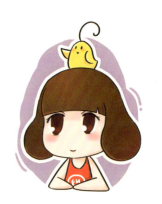

女二号

大姨妈

大姨妈可真是小纠结的"死对头",常常让她猝不及防不说,脾气还大得很,小纠结生活习惯稍微有点任性就会被她老人家抓住小辫子,给点颜色瞧瞧。当然啦,大姨妈并不是"容嬷嬷",她心里还是很爱小纠结的。

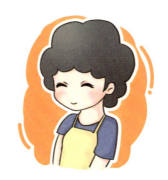

男一号

小纠结男朋友

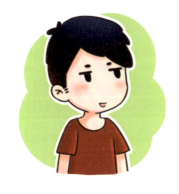

小纠结的男朋友脾气好,人也很聪明。小纠结和男朋友认识也是因为大姨妈。那天下课后,小纠结因为姨妈来访,正趴在桌子上捂着肚子难受呢,多亏了男朋友给她递来一杯热水,还把自己的外套给小纠结披上。真是个靠谱的男孩子呢!哎,你们不要再问谁给谁表白这种问题啦,他们俩会害羞的。

第一章 姨妈背景大起底

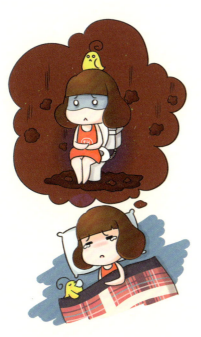

大姨妈的第三天,小纠结做了个奇怪的梦:肚子里掉出了许多像樱桃果酱一样的肉块。醒来一看,竟然是真的!

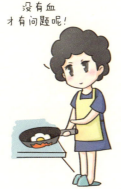

傻孩子,
没有血
才有问题呢!

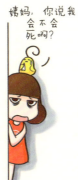

姨妈,你说我
会不会
死啊?

第一话
出现吧，大姨妈！

大姨妈是女性生理周期循环的结果，表现为每隔 21~35 天就会有一次持续几天的下体出血。这种出血看似恐怖，其实完全是受大脑控制的！

女性的子宫像一个梨形小口袋，袋口向下，平时出口是被"堵"住的。口袋的内壁上有一层很薄的膜叫子宫内膜，它有周期性生长和剥落的能力。许多微小的血管生长在子宫内膜里，它们在大脑的指令下，兢兢业业地运送内膜生长所需要的氧气和营养物质，以帮助内膜长厚一些，再长厚一些（以便为受孕做准备）。

大约连续工作一个月后，这些血管会收到来自大脑的"停工"命令，不再运送氧气和营养物质，并纷纷"自爆"，流出血来。内膜也在这时裂成许多细小的碎片，从子宫内壁上剥落下来。

当这些血液、子宫内膜碎片混合着一些其他成分，流出子宫的出口——子宫颈，再流出阴道时，就成为让我们爱恨交织的大姨妈了。大姨妈结束之后，子宫内膜会重新开始长厚并再次剥落。

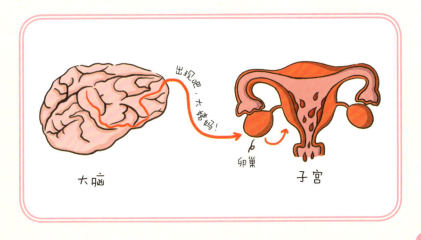

大姨吗小知识

大姨妈这种每周期执行一次的程序,指挥官是大脑,卵巢负责"上传下达",执行机构是子宫。卵巢分泌雌激素和孕酮,让这两种激素交替支配着我们的身体,我们能感知到的,就是子宫生产出的一波又一波的大姨妈啦。

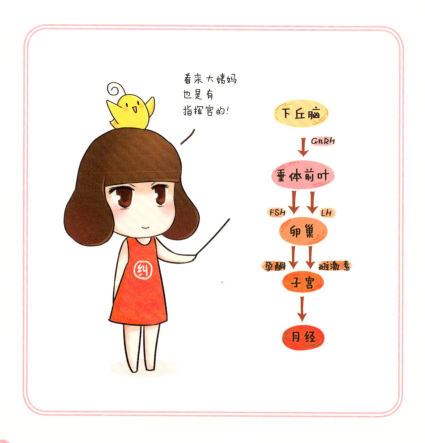

第二话
周期和流量

大姨妈的周期

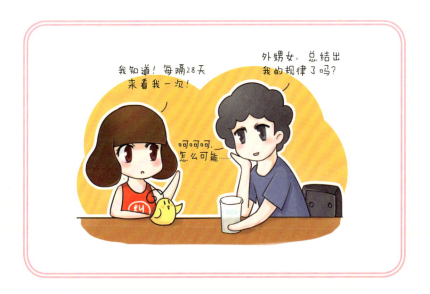

在你的印象里,女性的月经周期时间应该是 28 天吧?雷打不动的 28 天。事实上,这个数字是不断变化的,少数情况会短些,多数情况下更长些。其实教科书上很清楚地说,女性的月经周期一般是 21~35 天,平均是 28 天。大部分生理书都简单粗暴地推荐女生用 28 天周期来推算自己的排卵期、安全期时间等,这些都是不科学的。

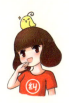

大姨妈这么做娇的存在,怎么可能老老实实地 28 天来一次呢?

文艺大姨妈

普通大姨妈的周期时间多为 21~35 天，但文艺大姨妈的周期时间并不限于此。比如在 15 岁以下的女生身上，月经周期最少可以缩减到 8 天一次。由于年龄和身体发育条件（卵巢功能还不完善、激素水平也不稳定）等原因，刚刚来大姨妈的女孩子经期很容易发生姨妈"行踪不定"事件。

另外有种简单粗暴的分法：

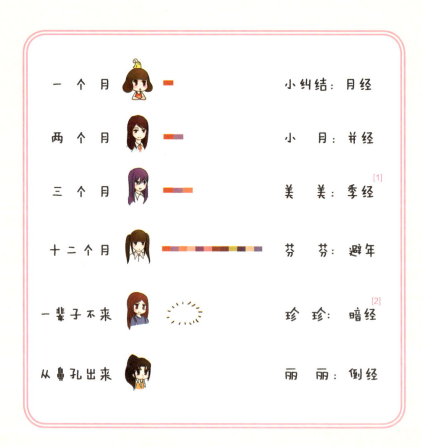

[注1] 季经即居经，中医书籍里就提到过季经现象。它是指女生月经每三个月一行而无症状者，亦属正常生理现象，不需治疗。所以并经和季经的女生人数虽少，但只要姨妈规律且没有其他方面的内分泌异常现象，就不会影响到生小宝宝哦。
居经：见《胎产证治录·脉经》卷九。

[注2] 暗经就比较奇特了。理论上大姨妈是女性生育的标志，但一些从没来过大姨妈的女性却也可以生孩子。有些暗经的女生卵巢功能正常，子宫内膜也会呈现周期性变化，但她们的子宫内膜比较奇特，可以自行退化吸收。因为省掉了"脱落"这个环节，自然就不会有经血来潮。相关研究猜测，这种现象与子宫内膜的血管系统缺乏分化有关。
暗经：见《医宗金鉴·妇科心法要诀》。

另类大姨妈

说完了上面几种正常点儿的大姨妈，再来认识一种很另类的大姨妈吧——倒经。这种大姨妈是不屑于走寻常路的。换句话说，它放着阴道不走，却偏偏从口腔、鼻孔、肠道甚至肺部出现。如果你发生了咯血、鼻腔出血等现象，又恰好且与月经一样呈周期性，不要惊慌，这就是倒经啦。

倒经需要治疗吗？

倒经又被称为代偿性月经。拿鼻腔出血举例，鼻腔里有许多毛细血管，这些血管表浅而脆弱，本身就极易发生出血。如果对雌激素水平变化十分敏感，就会充血、肿胀，当然可以像子宫内膜一样，随着雌激素水平骤然下降而出血啦。

对付倒经引起的鼻腔出血，只需要用拇指和食指捏紧两侧鼻翼约5分钟，或者塞住鼻孔就可以止住出血。总的来说，倒经患者的比例是极低的，但如果倒经症反复发作不愈，时间长了可能引起月经周期紊乱或者贫血症。这种情况下，在去医院的耳鼻喉科诊治之前，需要去妇科系统检查是否患了子宫内膜异位症（或内分泌、子宫等问题）哦。

大姨吗小知识

女性的姨妈周期多半是 21~35 天,时间长度接近一个月,所以称作月经。而在动物界中,大部分雌性哺乳动物也都有其生理周期:牛羊马猪等会来月经,而家中的狗狗则是来"年经",每次约半个月;灵长类动物周期与人类差不多。

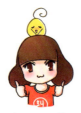
人:21~35天

黑猩猩:30天左右

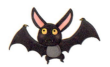
蝙蝠:22~26天

狗狗:一年1次或2次

兔子和猫咪是没有大姨妈的

大姨妈的流量

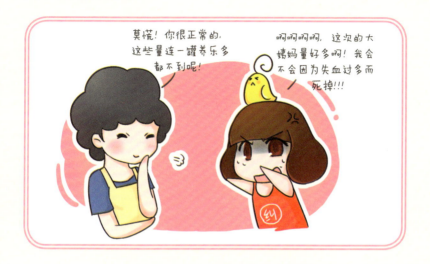

据统计,一次正常的大姨妈,几天加起来总共的血流量是30~50毫升,80毫升以上就算过多了。这些毫升是怎么个概念呢?这么说吧,一罐养乐多大概是100毫升。一般成人的血液总量为4000~5000毫升,而一次献血200毫升几乎仅相当于4~6次姨妈的量。

一次正常的大姨妈总是遵循着下面两种变化模式:

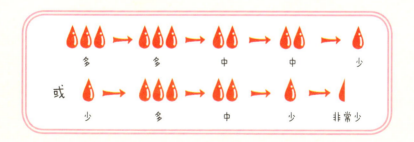

部分女生也会在经期之外出现阴道出血,这时需要考虑是否为生理疾病或者药物副作用。经期外的阴道出血我们会在第四章详细讲解。

大姨吗小数据

超过 36% 的女性存在月经周期不规律的情况，而 20% 左右的女性月经期间伴有异常的阴道出血。

——数据来自《中国女性生理健康白皮书》

姨妈少

理论上讲，每次大姨妈出血量少于 20 毫升就属于过少啦。对姨妈少的妹子来说，大姨妈就是"垫了浪费纸，不垫脏裤子"的麻烦存在。

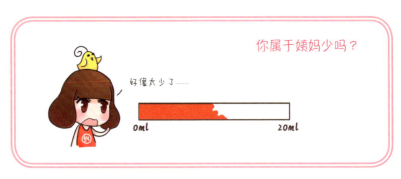

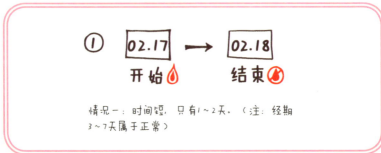

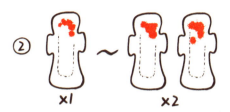

情况二：量大的那几天也只能用掉1~2片卫生巾，而且血迹不超过3/4面积。

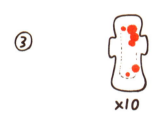

情况三：全程都是点滴出血，用掉不超过10片卫生巾。

以上这些情况虽然都是经量偏少，但也不需要刻意治疗。不过，如果遇到下面这两种情况（不考虑遗传及体质原因），还是需要去看医生的：

1. 从第一次来大姨妈就一直量少，18岁以后经量也没有增加。
2. 经量一直正常，但某次突然变少后，再也没有恢复正常经量。

姨妈多

如果你的总经量超过了 80 毫升,就属于姨妈多的情况了。姨妈多的女生总有"三峡大坝决堤了"的苦恼,她们的姨妈多到必须使用尿不湿,情况严重时一天甚至需要换 7 次裤子。

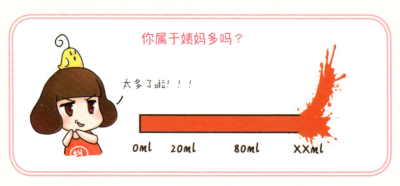

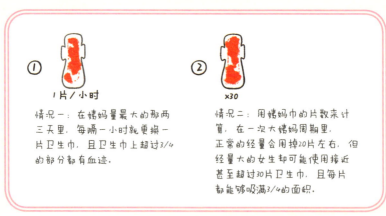

与经量少的情况相同,如果只是一两次经量增大,就不要紧张。但如果长期这么"流"下去,你就要提高警惕了:

1. 每逢大姨妈降临你就有脸色惨白、身体疲倦、头晕的现象,这可能是失血过多导致的失血性贫血,快去医院看看吧。

2.可能是子宫出血、子宫内膜异位症、子宫肌瘤等疾病的征兆，务必尽快就医。

大姨吗小数据

超过 50% 的女性每月使用 11~20 片卫生巾。18 岁以下女性月经量大，每月使用卫生巾 20 片以上比例较高。8% 的调查对象每月使用卫生巾少于 5 片，也是一种不正常的月经周期表现。

大姨妈禁令

不要捶腰！

有些行为会增加大姨妈的流量，捶腰就是一个代表性动作。经期腰酸是盆腔瘀血导致的，而捶腰会让瘀血加重，还会让流量加大，持续时间延长，简而言之就是越捶越酸。

避免剧烈运动！

经期正常的工作学习活动可以促进盆腔血液循环，减轻腰背酸痛及下腹不适，但应避免重体力劳动与剧烈运动。因为过劳可导致盆腔过度充血，引起月经过多、经期延长及腹痛腰酸……

远离咖啡因！

姨妈期间尽量不要喝浓茶，特别是绿茶。因为绿茶本身性凉，会加重子宫痉挛，增加痛感。此外，绿茶里还含有咖啡因，咖啡因会舒张血管，加速血液流动，喝了之后，不仅会导致流量加大，持续时间也会延长。同样含有咖啡因的还有浓红茶、可乐和咖啡，所以这几样也都不可以喝噢。

我再也不在大姨妈来时喝咖啡了！

第三话
初潮的故事

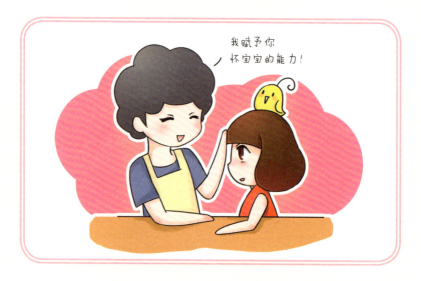

青春期时，女孩子们会迎来自己人生中的第一次大姨妈，这次大姨妈被称为"初潮"。初潮意味着你已经具有生育能力，可以怀小宝宝了。初潮年龄因人而异，来得早的不到 11 岁就来了，来得晚的要等到 18 岁呢。

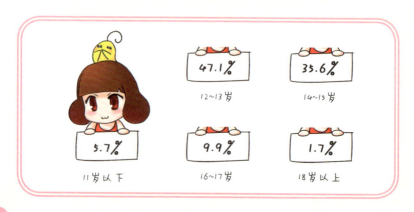

数据解说：

据古代传统医学统计学资料记载，女性的常见初潮年龄为 14 岁。现代通过对被访者初潮年龄的调查，可以看出女性平均初潮年龄为 13.6 岁；初潮时间为 12~13 岁的人数最多，占总体比例的 47.1%。

女孩子的初潮多发生在 12~16 岁期间，10 岁之前和 18 岁之后的人群比例较低。在这段时间里，身体中的雌性激素会先刺激胸部发育，再刺激子宫内膜发育，所以大部分女生的胸部发育约两年后，初潮才会出现。

据统计，在初潮阶段，大部分女生的姨妈周期都无法预计，有人会一个月来两次，有人却两三个月才见姨妈一面。不过不要担心啦，姨妈直到初潮后的 2~3 年才能形成一定的规律，如果你刚刚和大姨妈做朋友，想对付大姨妈这种任性的行踪不定问题，只需学会记录自己每次的起止日，并且保持微笑就好啦。

如果 18 岁过后你的初潮还迟迟不肯降临，乳房等第二性器官发育也不显著，请记得去医院看医生。

大姨吗小知识

在古代，人们的结婚年龄普遍偏早，一般男性是 20 岁，女性是 15 岁。各朝各代的"婚姻法"也略有不同，如唐代是男 15 岁、女 13 岁以上；明代是男 16 岁、女 14 岁以上。古代普遍早婚，一方面是靠近女性初潮的时间，婚后即可生育；另一方面是因为古代的医疗水平低下，幼儿容易夭折，整体寿命也相对短，较早结婚可以生育出足够多的健康后代。

影响初潮的 5 个因素

关于女性初潮平均年龄提前，科学上有很多分析。目前获得较多认可的有以下 5 个因素：

- 营养

　　5岁左右时身体瘦弱、发育欠佳、有营养不良体征的女孩初潮年龄平均为15.2岁，而5岁左右的个子较高、营养良好的女孩初潮年龄则明显提前，平均为13.7岁。身高和体重对初潮年龄也有影响，据观察，身材高大、体重较重的少女，比身体瘦小、体重较轻的少女初潮时间要早。

大姨吗小知识

如果你也喜欢喝可乐这类含糖的碳酸饮料，那一定要注意啦。每天饮用超过1.5份含糖饮料的女生，不仅会体重飙升，第一次月经来潮时间也会提前2.7个月。此外，过多地摄入碳酸饮料，也不利于我们骨骼的生长。可乐味道虽好，大家还是要少喝哦。

- 遗传

　　遗传也会影响到初潮时间。母亲初潮早，女儿也会偏早；母亲初潮晚，女儿也可能偏晚。到了现在，女儿初潮时间多在12~13岁之间，而母亲的初潮时间多在14~15岁之间。随着生活环境的改善，现代女性的初潮年龄比起上一辈足足提前了1~2年。

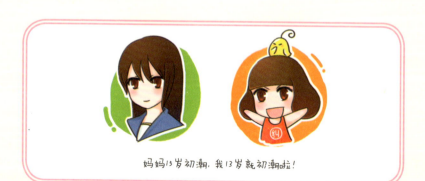

妈妈15岁初潮，我13岁就初潮啦！

- **疾病**

如果患有以下疾病，就很可能导致初潮提前，如卵巢发育异常、黄体功能异常等。

但更多的疾病则会直接造成月经推迟，因为疾病直接影响身体健康，甚至带来生育上的麻烦。常见的疾病通常属于慢性消耗性疾病，比如结核、慢性肝炎、糖尿病、吸收不良综合征、严重的先天性心脏病、支气管哮喘、厌食症等。这些疾病对初潮的影响尤其明显。

- **松果体**

医学上猜测，初潮提前与人脑中的松果体有关。研究表明，松果体分泌的褪黑激素和光照以及温度关系密切。松果体在黑暗中分泌得多，对性腺的抑制就强；在光照中分泌得少，对性腺的抑制就弱。所以室内保温技术的提升，电视与电灯的普及，也可能是造成女性初潮平均年龄提前的影响因素之一。

- **环境**

环境温度也会影响到初潮时间，比如我国北方女生的初潮时间普遍晚于南方女生一年左右。全球范围内的时间区别就更明显啦，太平洋岛国新几内亚为18岁，南非黑人为14.5岁，而生活在靠近北极的因纽特人因为阳光少温度低，24岁才来初潮，甚至有人每逢冬天大姨妈就会停六个月。

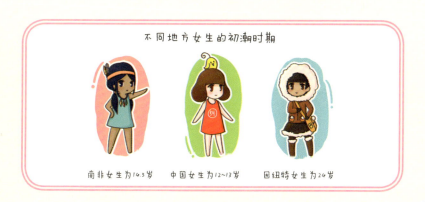

不同地方女生的初潮时期

南非女生为14.5岁　　中国女生为12~13岁　　因纽特女生为24岁

大姨吗小数据

在我国，西部地区女性初潮年龄普遍偏早，出现月经周期不规律的比例为 39%，高于其他地区（36%）。同时，西部地区女性痛经情况也更为严重。而相比于东北部与中部，东部地区的女性出现痛经、阴道出血、患妇科疾病的概率最小。

——数据来自《中国女性生理健康白皮书》

第四话
樱桃果酱的由来

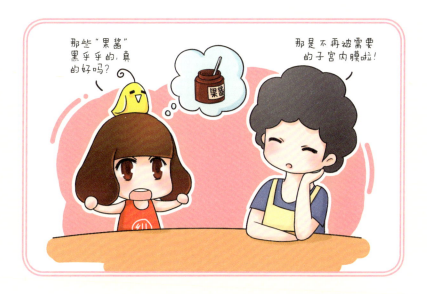

在小纠结这个吃货的眼里,那些黑乎乎的血块看起来就像"樱桃果酱"一样。但"樱桃果酱"到底是什么呢?它其实是子宫内膜和凝结的血液混在一起的样子,也就是大家俗称的"血块"啦。

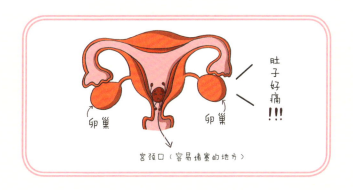

前面我们讲到，子宫是个出口狭窄的小口袋。其实它更像个倒置的梨形腔体，下端由一个细细的子宫颈"看守"着。大姨妈来临时，子宫内部的血管会纷纷破裂，于是血液全都汇聚在子宫腔内，其间还漂浮着剥落下来的子宫内膜小碎片。

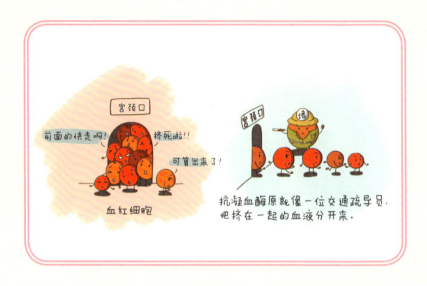

这些血液都是需要排出的，但子宫颈的出口那么窄小，很难让这么多血液一下子排掉。生活经验还告诉我们，为了促进伤口愈合，血液会主动凝固。想象一下，如果那些"游"得慢的血液全赖在子宫里，不仅排血工作没法完成，全部凝结起来，肚子也会加倍痛的。

为了解决这个难题，子宫腔特意分泌出了抗凝血酶原，这是一种能够让经血保持液体状态的神奇物质。它就像一位尽职的交通疏导员，把挤在一起的血液分离开来，这样我们的子宫就能很好地完成"泄洪"工作啦。

但抗凝血酶原并不是无限分泌的，遇到某次血量较大，抗凝血酶原数量偏少的情况时，"落后"的经血就会依附在子宫内膜的碎片上，血块就出现在大姨妈中间了。

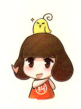

大姨妈中有血块，说明凝血功能工作正常，是血液健康的标志呢。

一般情况下，血块的颜色都是暗红色的，很多女生会担心这是疾病。其实没凝结的经血如果很快排出体外，颜色就会较为鲜亮；而后排出的经血，因为凝固和氧化的原因，会呈现为暗红色，甚至黑色。

很快排出的血块

较慢排出的血块

排出晚，凝固和氧化了的血块

大姨吗小知识

大姨妈的成分包括血液、子宫内膜碎片、白带、脱落的阴道上皮细胞。前两者肉眼就可以辨识，而白带混合在血液里，脱落的阴道上皮细胞量少体积小，都只能在显微镜下观察到。如果你的好奇心足够强，还可以把"樱桃果酱"泡在热水中分辨，融化的是血液，没有融化掉的就是子宫内膜啦。

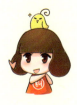

这下我再也不会担心"樱桃果酱"啦！

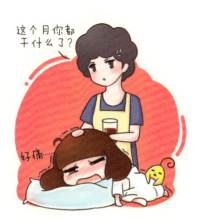
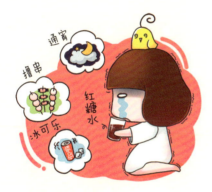
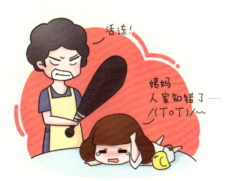

第二章 姨妈周期说明书

第一话
健康自测期(月经期)

看完了第一章,你一定对这位 dress code 是酒红色的大姨妈有了新的认识。不用害怕或者嫌烦,坦白说,她老人家是我们女生健康的晴雨伞呢!如果跟她老人家和平共处,绝对可以变瘦变白变漂亮哟!

首先来了解一下持续 2~7 天的月经期吧。

正常的月经期症状

1. 出血(正常的出血情况请见第一章)
2. 腹部疼痛、坠胀感
3. 乳房胀痛
4. 便秘或腹泻
5. 困乏、嗜睡或失眠
6. 情绪敏感、易波动
7. 全身性轻微不适

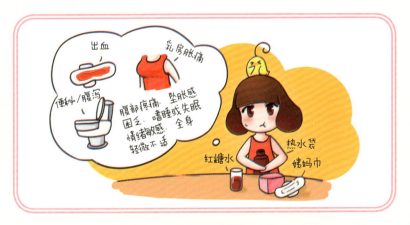

如果你忽然发现原本规律的月经出现了时间上（比如不按期来）、量上（突然特别多/少）、颜色甚至气味等的变化，或是其他异常症状（如头晕严重、恶心等），可能是身体在向你发出预警，除了调整自己不好的生活习惯，最好也去看一下医生哦！

大姨妈老迟到？

别以为大姨妈30天来1次，上个月8号来，这个月就该8号来。其实这完全是错误的想法！21~35天之间都是正常的。举个例子，如果你的月经周期是35天，那么每次经期开始时间就是4月1日、5月6日、6月11日……以此类推，看起来像是"每次都推迟"，实际上每35天一来，特别准时，特别正常。

正常的大姨妈迟到情况：

大姨妈该来的时候没来，只迟到1~7天都属正常，不需要担心。而且说实话，大姨妈迟到是很常见的事。因为大姨妈是受到激素影响的，而激素一不小心就会波动，例如：情绪波动（过度紧张、愤怒、抑郁）、生活不规律（过度劳累、压力过大、过度节食、过量运动、熬夜）、饮食不规律（吃太凉、太酸、太重口）……对了，某些情况下，生病吃药（包括紧急避孕药）也会导致大姨妈迟到。

如果超过7天以上还没来，则可能是怀孕、多囊卵巢、月经不调等问题，需要尽快看医生哦。

想让姨妈快来，那就要改掉"太任性"的生活方式啦：熬夜的早点儿睡，太过劳累的注意休息，压力过大的运动逛街减压，老节食的正常吃饭，过度运动的别用力过猛，情绪波动的赶紧宣泄情绪尽快恢复平静，吃太凉的喝姜茶，吃太酸太重口的暂时忌口……这样大姨妈就会"不计前嫌"，重新来看望你啦！

别嫌烦，大姨妈难伺候也不是一天两天了。ヽ(╯▽╰)ノ

不运动？让你痛！

平常就很懒的姑娘们，不要以为姨妈来了就可以名正言顺窝在沙发里一动不动！那样不仅不利于积血排出，还容易加重瘀血导致的痛经！

适量的体育运动还是需要做的。进行活动量较少、强度低、动作轻缓的运动可以促进血液循环，减轻经期小腹坠胀和腹痛。比如学学健身操、打扫闺房、跟男朋友散散步喂喂鸽子都是极好的。这些"轻"运动有助于分散对疼痛的注意力，可以缓解经期紧张、烦躁之类的不适感。

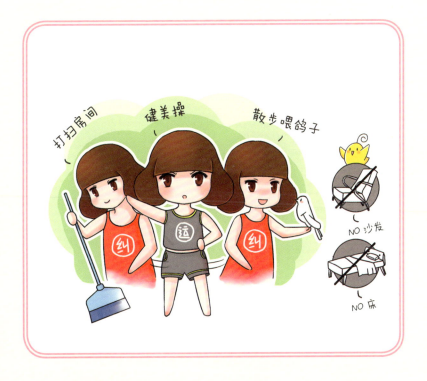

不过！剧烈的运动会加重月经期的全身不适，甚至引起痛经和月经失调。所以姑娘们别太拼，累着大姨妈可不是好玩的。

总熬夜？姨妈嫌！

熬夜俨然已经成了妹子们的生活常态。前面说啦，经期最好戒茶戒咖啡，那么，比较好的提神方式，比如洗个脸、拉个筋，或者打把游戏或聊娱乐八卦转移睡意……只是，这些好像都不太好在公众场合下做呢！那么问题来了，姨妈来访，怎样熬夜才能保证精气神？

终极大招就是——不！熬！夜！

看看熬夜的危害就知道了！

1. 晚上 11 点之后睡觉容易打乱内分泌，内分泌不调则姨妈不调；
2. 晚上 11 点之后睡觉会扰乱肝气运行，易造成气滞血瘀的痛经；
3. 熬夜造成褪黑激素紊乱，让你脾气变差，加剧经前不适。

更严重的是，人体中的多种激素都是在熟睡状态下才能产生，一般是晚上 10 点到早上 6 点。所以长期熬夜的女性无法顺利产生激素，从而出现月经不调、无法正常排卵等卵巢储备功能下降的症状，渐渐导致卵巢早衰，中年大妈的气质也就随之附身了！

如果迫不得已要熬夜，最好每个小时起身活动 5~10 分钟，并注意补充水分和维生素。由于熬夜会降低免疫力，因此需要注意保暖，以免生病哦。

大姨吗小知识

《中国女性生理健康白皮书》显示，91.5% 的妹子一般在晚上 11 点后睡觉，也就是说，每 10 个妹子中，只有 1 个能够安享美容觉。一个成年人每天睡眠 7~8 小时最佳，但 55% 的妹子都达不到这个标准，甚至 3.5% 的妹子每天都睡不到 6 小时。每天只睡 6 小时的女性出现情绪差和腰酸的比例，比每天睡 8 小时的女性整整高出了 5 到 6 个百分点呢！

姨妈的绝对禁区

相对于其他时期，月经期注意保暖、多休息、勤换内裤和卫生巾，基本就可以了。考虑到月经期身体的变化，以下几件小事可最好别做哟：

1. 捶腰

经期的腰部酸胀主要是由盆腔充血引起的，此时捶打腰部会导致盆腔充血更严重，反而加剧酸胀感。另外，经期捶腰还不利于子宫内膜剥落后的创伤面修复愈合，使得流血增多，经期延长。这个时候溜达溜达，或者用热水泡脚来缓解腰部酸痛比较好。

2. 体检

经期不仅不能做妇科检查、尿检，也同样不适宜做血检和心电图等检查项目。因为这一时期身体受到激素分泌变化的影响，很难诊断身体的真实情况。

3. 拔牙

月经期间，较多的抗凝血酶原和变少的血小板让止血变得有点儿难。不想有"血盆大口"的就别在月经期拔牙了。

4. 冲洗阴道

女性的阴道在平日里是弱酸性环境，能够抑制细菌的生长。但在经期，阴道环境会偏碱性，对细菌的抵抗力有所下降，容易受感染。所以最好用清水来擦洗外阴表面，任何形式的阴道冲洗都是不建议的哦。

5. K 歌

来大姨妈的女生声带会充血，如果这个时候高声 K 歌，可能导致声带的毛细血管破裂、声音沙哑，甚至可能对声带造成永久性伤害呢。

6. 穿紧身裤

紧身裤臀围小，所以对血管压力较大，影响血液循环，甚至会导致阴部的充血水肿。脱穿时由于盆腹腔压力突变，可能造成经血逆流，引起子宫内膜异位症的发生。此外，也不利于散热和大姨妈的排出。就冲这么多隐患，咱还是别穿了。

7. 爱爱

姨妈期爱爱危害多多：血量增多经期延长；细菌上行感染；一旦精子通过伤口进入血液产生抗精子抗体，可能导致不孕；还有一些医生认为，爱爱时子宫收缩，可能将子宫内膜碎片挤入盆腔，引发子宫内膜异位症。

大姨吗小数据

腰酸是除痛经之外排名第二的经期不适症状，约每 100 个姑娘中就有 65 个被腰酸困扰。而经常穿紧身衣裤的妹子，痛经指数比其他人高了 2 个百分点！

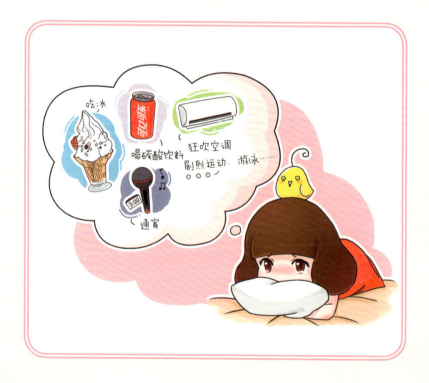

不做贫血苍白女

如果每次来大姨妈，你都面无血色、头晕目眩、四肢无力，那么很可能是自身铁元素储备不足的你由于流失掉许多铁质，患上了缺铁性贫血。

在我们的红细胞里，居住着一种可以把氧气输送到全身的蛋白——血红蛋白，它需要足够的铁质才能正常工作。如果身体一旦缺乏铁元素，就好比输送氧气的血红蛋白小车失去了重要的发动机。人体氧气不足后，新陈代谢就会减慢，不仅脸色苍白，身体也会感到疲惫。

所以，当出现大姨妈导致的贫血时，你就该去菜场买点儿动物肝脏、肾脏、瘦肉、蛋黄、鸡、鱼、虾和豆类来吃。绿叶蔬菜中含铁多的有菠菜、芹菜、油菜、苋菜、荠菜、黄花菜等。水果多吃杏、桃、李、樱桃。葡萄干、红枣、核桃、海带、红糖等也可以帮你恢复"血气值"。

当然，如果出现乏力、心悸、气短、头晕目眩、面色苍白等严重的贫血症状，就不能只靠吃来补血，得麻溜地去医院！

水肿君是个捣蛋鬼

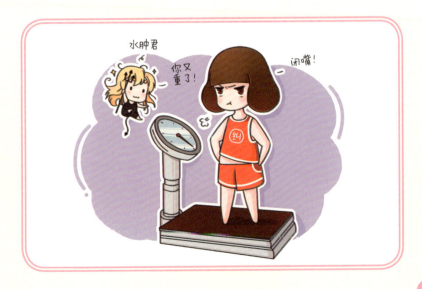

姨妈一来就变胖？不，这种胖只是你的错觉！在大姨妈到来的前夕，由于雌激素水平升高，身体会自动潴留一部分水分和钠，这就导致我们像吹气球一样"胖"了起来，胸部也会略微发胀。一切症状，都是一直躲在暗处的水肿君捣的鬼啦，它特别喜欢在这个时期出来和你玩耍。

在经期这几天里，做到每天喝8杯水、少吃高油高盐的食物、坚持轻度锻炼、睡前1小时尽量不喝水、多补充点维生素B族这几条，就可以很好地缓解经期水肿哦。

注意，如果在姨妈结束后，腹部水肿的症状仍旧没有消除，这可能是暗示你有肠道问题，尽快到相关科室做进一步的检查比较好。

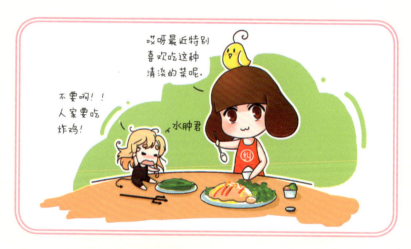

 大姨吗小知识

若要经期去水肿，首选食物是红豆！
红豆中含有丰富的钾，同时外皮中含有皂角苷物质，有很强的利尿作用。红豆汤是消水肿的首选，但豆沙并不能帮你消除水肿，因为皂角苷已经流失了，且含有大量的糖分。

除了我们之前讲到过的营养、遗传、环境等因素会影响你的月经以外，睡眠、压力、疲劳度、运动量都会在月经上有所反映。一般来说，饮食均衡、睡眠充足、每天运动、乐观积极的女生，月经相对规律，且不适症状更少。小纠结就发现，通过一段时间的晨跑、早睡、不吃炸鸡冰激凌之后，痛经与血块都明显改善了，连常常伴随月经而来的"姨妈痘"也少了很多！

大姨吗小知识

月经期主要选择温经散寒、活血化瘀、缓解痛经、补充气血的食物。普通人群适合选择温、平性质的食物；但是血量大、有燥热表现的适合选择凉、平性质的；基本不选择寒性的。重点推荐：生姜、椰子、红糖、大枣、桂圆、荔枝、樱桃、桃子、花生、蜂蜜、玫瑰花、葡萄酒。

月经期虽然影响你当下的情绪与状态，但也能让你的循环系统和造血系统得到一种男性所没有的"锻炼"，从而能够较快制造出新的血液。有研究表明：体重、健康状况相同的男女，若因意外失去相同比例的血液，男性会因此而致死，而女性则有抢救成功和最终康复的可能哦！

第二话
约会必胜期（卵泡期）

月经期结束后就进入卵泡期啦。卵泡期意味着卵巢内一些原始卵泡开始生长发育，由于卵泡期结束后将进入排卵期，所以也称为排卵前期。这段时间，你的皮肤会变水灵，气色会变红润，坊间绰号"约会必胜"……所以，抓紧时机 date 哟！

美美哒！

"卵泡"这个名词你可能不太熟悉，不过你肯定知道，大姨妈走了的那一周，你的状态特别好——除了感觉身体"解放"了，你可能也和小纠结一样，发现皮肤"biu"地一下变好了：水嫩、白亮、光滑没有痘痘……桃花好像都变多了呢！

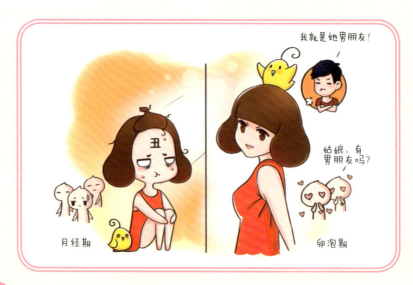

这是因为，卵泡不断生长，分泌的雌激素越来越多，通过血液流经全身，导致细胞活跃、新陈代谢加快，这时做任何保养都会事半功倍哦！难怪这段时间也被称作女人的"黄金期"。在此时敷美白面膜或是做精华导入，效果杠杠的！

大姨吗小知识

卵泡期美肤食物推荐
维生素C：青椒、白菜、黄瓜、菠菜、柠檬、草莓、苹果、奇异果
抗氧化：葡萄、蓝莓、石榴、燕麦、绿茶
晒后修复：丝瓜、绿豆、西红柿、薏米

瘦瘦哒！

除了美容效果加倍，此时也更利于瘦身哦！卵泡期的你新陈代谢会慢慢恢复正常并不断加快，注意一下合理饮食并配合有氧运动，就会让减肥事半功倍。运动还可以促进激素更好地分泌，帮助体内多余水分排出，更快地消除经期残留的水肿。管住嘴，迈开腿，理想身材就在不远处啦！

要知道，过高的体重会导致雌激素无法形成正常波动，于是卵泡就发育不好，影响正常排卵，姨妈也就"凌乱"了，也就是说，不控制好体重可能会影响生育哦。

怎么知道自己的体重、身形是否超标呢：

1. BMI

用体重（千克）除以身高（米）的平方得出的数字，是目前国际上常用的衡量人体胖瘦程度以及是否健康的一个标准。

BMI = 体重（千克）÷ 身高²（米）

未满18岁、运动员、正在做重量训练、怀孕或哺乳中的人，无需参考此公式，需由专业医生来评估身材是否达标哦。

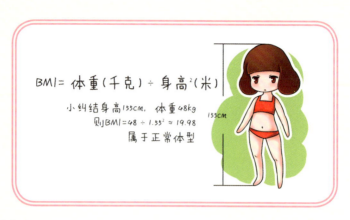

2. 体脂率

只凭BMI并不能看出你是否属于"穿衣显瘦、脱衣有肉"的"隐性肥胖",最好利用体脂秤等仪器,综合BMI指数来查看自己是否需要减肥哦!

体脂率是指人体内脂肪重量在体重中所占的比例,正常的女性体脂率在15%~28%。如果你身材纤弱体重较轻,但腰腹部有"游泳圈"、手臂上有"蝴蝶袖",身上的肉松松垮垮并不紧致,捏起来感觉皮下脂肪有几厘米厚,那么你可能就属于体脂偏高的"泡芙族"咯!

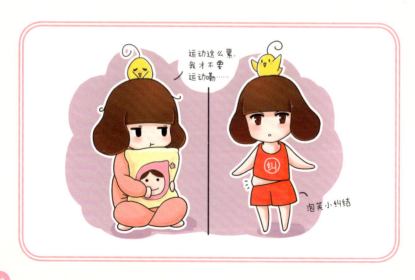

体脂过高会增加高血压、高血脂、糖尿病等的患病风险。但是千万不能一味节食减肥。因为脂肪对我们也很重要。体脂率达到17%才会出现初潮,达到22%才能维持正常规律的月经哦。

大姨吗小知识

卵泡期推荐这样瘦:
有氧运动的特点是强度低、有节奏、持续时间长,像步行、慢跑、游泳、骑自行车、跳健身操等都属于有氧运动;跳高、举重等爆发性的是无氧运动。有氧运动简单易行,安全隐患小,且容易坚持,建议有氧运动与无氧运动交叉进行,坚持30分钟就能消耗脂肪,每周2~3次小蛮腰就会很明显啦!

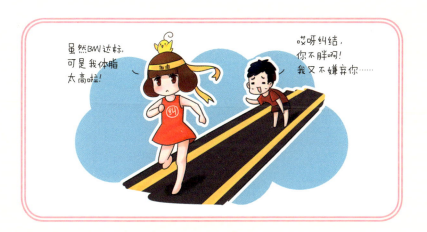

挺挺哒!

卵泡期的福利还没完!研究显示,此时的卵巢"动情激素"分泌量高,是激发乳房脂肪增厚、丰胸的好时期,所以多做胸部按摩、多吃有丰胸功效的食物(如豆浆、酒酿煮蛋、奶炖花生),坚持几个周期,你可能就需要买大一号的罩杯啦。

大姨吗小知识

中国女性A罩杯占39.7%，B罩杯占47%，C罩杯占8%，D罩杯占4%，E罩杯占0.8%，F罩杯及以上占0.5%。胸部扁平、下垂、外散，是亚洲女性的常见问题。（数据来源于网络）

那丰胸霜、健胸霜能用吗？最好别用，尤其宣称能将胸部快速变大的产品绝对不能随便用。胸是慢慢"养"大的，一蹴而就的是吹气球。主打纯天然的丰胸精油，效果最多就是让胸部不至于下垂，但是不会让你从A罩杯变成C罩杯哦！

另外再分享一个小纠结的独家窍门：温水沐浴时，以莲蓬头冲洗胸部，每次至少冲洗1分钟，并轻柔地往上提拉，可以促进胸腺发育，刺激血液循环。这样不仅能保持清洁，还能增加乳房的柔韧性，预防下垂哦！

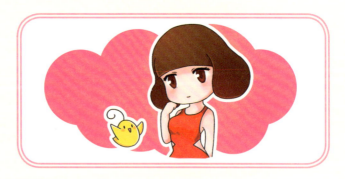

卵泡期禁令

如果你月经不规律，或是激素波动导致排卵异常，那么在卵泡期不采取任何避孕措施就爱爱，虽然怀孕的概率不大，但也不是绝对"安全"的。如果在近期不准备怀孕，建议在爱爱时采取避孕措施（优先请男方戴套套，避孕的同时也避免疾病传染），以免意外怀孕。意外怀孕后，无论是做药流或人流手术，对身体影响都比较大。

大姨吗小知识

卵泡期推荐饮食：
卵泡期主要选择补气养血、滋阴补肾、缓解疲劳、促进睡眠的食物，温、平、凉性质的食物均可。富含维生素 E 的食物可以促进卵泡成熟、促进雌激素分泌。重点推荐：黑豆、黄豆、黑芝麻、核桃、松子、莲子、红糖、大枣、苹果、牛奶、谷物、豆干、山药、银耳、枸杞、蓝莓、葡萄干、番茄、南瓜。

辟谣机：排卵快就老得快？

我们女人一出生，两侧卵巢内就已经储存了数百万个未发育的卵泡，到青春期后有 30 万个可以幸存下来，但也只有大约 400 多个卵泡能成熟为卵子。通常情况下，我们每个月经周期会有 1 个成熟卵子从卵巢释放出来，如果恰好遇到精子的话，便可以结合成为受精卵，继而发育成人。而当卵泡不再发育和分泌雌激素、月经停止时，就是绝经了。

不必担心"排卵快就老得快"。周期短几天，只是说明卵泡成熟得更快一些，可能比别人多排几十颗卵子而已，并不意味着绝经年龄或是更年期会提前。不过卵泡的数量确实是只会减少不会增多，这样看来，卵子可比精子要"金贵"很多呢！

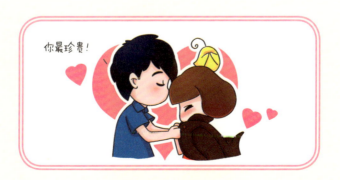

第三话 易孕期（排卵期）

排卵日一般在下次月经来潮前的 14 天左右。卵子排出后在输卵管内能生存 1~2 天；精子在女性的生殖道内可生存 2~3 天，所以在卵子排出的前后几天受孕概率较大。通常，我们将排卵日的前 5 天和后 4 天，连同排卵日在内共 10 天，称为排卵期。

排卵期症状：

1. 不怎么想吃东西。
2. 精力旺盛。
3. 特别想要爱爱：不用害羞啦，这都是人的自然本能保留至今的结果——排卵期的雌性动物通常因为会阴处充血、神经敏感，更容易引起性欲，从而想要"发情"与"交配"……
4. 体温升高：正常的生育年龄的女性，排卵后体温会升高 0.3~0.5 摄氏度，并持续到下次月经开始。所以此时可能会略微怕热，小心不要着凉感冒哦。
5. 肛门坠胀或一侧下腹痛：成熟的卵子排出要冲破卵子表面的一层薄膜的滤泡，其中的少量血液就会流入盆腔，可能腹部会有点儿不舒服~
6. 阴道分泌物增多：排卵前阴道分泌物少、黏稠且不透明；随着排卵期的临近，阴道分泌物逐渐增多，呈稀薄透明色，等到了排卵期你会感到阴部潮湿滑溜，用手纸擦时会有拉丝状。这种阴道分泌物增多一般持续 2~3 天，是女性最易受孕的时间。
7. 乳头变敏感。这是因为，在排卵期产生的雌激素的作用下，乳头变大、变红、颜色变深，所以受到碰擦、挤压时会感到疼。

注意避孕!注意避孕!注意避孕!

排卵期虽是易孕期,可因为我们很难知道下次月经的准确时间,故而很难通过反推来算出自己的排卵日。加上卵子和精子有一定的生存时间,所以如果没有准备好当妈妈,请一定要注意避孕!注意避孕!注意避孕!

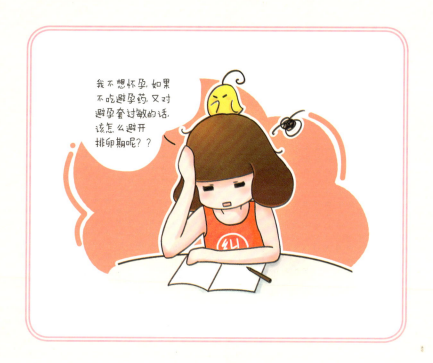

教你一个最简单的方法——观察白带:

接近排卵日的 1~2 天,白带会变得清亮、滑润而富有弹性,如同鸡蛋清状,拉丝度高,不易拉断,且量比平日要多,会浸湿内裤,有些姑娘还需要垫护垫呢!

如果想确切知道自己的排卵日,除了去医院用 B 超监测卵泡,那就是用排卵试纸啦!

大姨吗小技能

排卵试纸的使用方法：

用洁净、干燥的容器收集尿液（一旦开始测定，最好每天都在同一时间进行测量），将试纸上有箭头标志的一端浸入尿液，约3秒后取出，平放10分钟观察结果。如此便知道自己当天有没有排卵了（结果以30分钟内阅读为准哦）。

1）阴性：检测线比对照线要浅，或者只出现了对照线，没出现检测线。如果检测线颜色浅，则需要再监测几天。

2）阳性：出现两个色条，且检测线等于或深于对照线的显色，表示你将在24~48小时内排卵。

3）无效：对照线没出现，通常是未按说明书操作或产品质量问题。

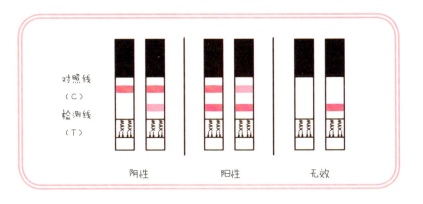

如果想要好"孕"，精子们要么提前出发守株待"卵"，要么同房后加速前进。所以排卵日的前2天及排卵后1~2天为最佳的受孕时间。在排卵日当天爱爱，中奖概率可是高达70%~90%以上哟。

排卵结束后，子宫的内膜就会开始变厚。如果此时受孕，子宫就可以为胚胎提供营养了。不过同房10天后，验孕棒的准确性才比较高哦。

排卵期也来大姨妈？

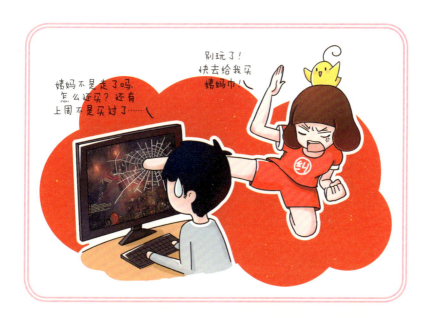

卵泡从卵巢中排出时会把卵巢壁撕破，引起局部出血。通常这一点点血很快就在腹腔内被吸收了。但也有一些姑娘因为激素波动，出血量比较多，血液就会流到体外。这种让内裤上出现点滴样血迹的出血俗称小月经，医学上称之为排卵期出血。

如果出血只是一两天、量不多、不影响日常生活，那么请放宽心，这种情况大多能自愈，并不会影响健康。不过如果排卵期出血老是出现，就必须去医院，在医师的指导下进行预防和治疗了。

出现排卵期出血的女生们注意了！这期间多休息，可别过度劳累；还需要注意私处清洁，防止感染；腹痛时可以热敷腹部；保持情绪平稳，适当走动锻炼，增强体质。辛、辣、燥等刺激性食品就别吃了，以免排卵期出血增多和时间延长。对了，最好也避免性生活，否则可能会造成感染哦。

排卵期注意事项

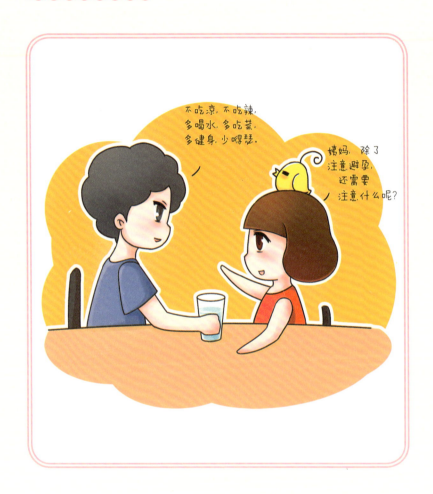

1. 饮食不宜过于节制。研究表明，女性在排卵期的食欲是一个月经周期中最低的，这是因为排卵期的女性会将注意力更多地放在寻找异性交配上，反而忽略了寻找食物的重要性。对于爱美的女生来说，这一时期千万不要用节食的方式来保持身材，否则会使身体的能量摄入不足，造成过度消耗，继而影响大姨妈正常来访。

2. 合理膳食。即便大姨妈不在，也别老吃生冷、酸辣的刺激性食物，多喝点儿温开水，保持大便通畅。如果经常上火，多吃点儿新鲜水果和蔬菜，葱蒜韭姜等辛辣食物就别碰了。

3. 坚持体育锻炼，调养身心。放学、下班后，和小伙伴一起打打球、做做瑜伽，练练马甲线，放松心情，塑身的同时还能让气色更好哦。

4. 注意私处卫生。这一点对女生来说是最基本、也是最重要的。每天睡前，请乖乖去冲洗私处，一定要用流动的水！不要用肥皂或是沐浴乳等清洗阴道，因为它们的弱碱性会破坏私处的弱酸环境，引起妇科疾病。

5. 保持私处的透气。假如平时分泌物很多，洗完澡后请等私处表面没有多余水分后再穿内裤，而且内裤的材质最好选择全棉的，这样的内裤吸收力强、透气性好。当然，如果你喜欢在家中不穿内裤也可以，让它有透风、干燥的机会，但卧具必须要经常更换，保持清洁。

6. 卫生用品的选择和清洁也需要留意。少用含香料、颜料或含有除臭、中药成分的护垫和卫生纸。内裤的清洗要与其他衣服分开，并选用温和的专用洗剂。

7. 炎热的季节最好不要穿紧身裤袜，特别在公共场所落座时尽量避免让内裤接触座位，使用公共便器时也是如此。

大姨吗小知识

排卵期需要特别注意防晒！
在黄体素和雌激素双重作用下，黑色素的分泌大增，十分容易晒黑，所以一定要做好防晒措施！帽子戴起来！遮阳伞撑起来！防晒霜涂起来！

排卵期太任性,小心姨妈"拖延症"!

别看卵子在众多精子骑士面前是女王,它有时候也会行动迟缓,并不是每次都按时出场。如果赶上卵子姑娘的"拖延症"发作,那么此次的姨妈会晚一段时间来看你了。最常见的推迟原因就是熬夜、着凉、节食、过度运动、情绪紧张、吃冷吃辣等这些啦,这些原因都有可能导致排卵推迟,进而使姨妈晚点。

还有一种可能就是姑娘你实在太瘦啦。太瘦的姑娘脂肪少,脂肪太少容易导致雌性激素的合成和分泌太少,继而就难排卵,大姨妈自然就推迟了,或者干脆就停经不来了。别小看这个,影响生育可不是闹着玩的,不然怎么这么多女明星千金求子呢!

大姨吗小数据

身体脂肪大概要在 17% 以上,才能保证正常的姨妈周期哦。熬夜、压力过大、药物、过度减肥、过度肥胖等都可能引发姨妈迟到或者其他病症。

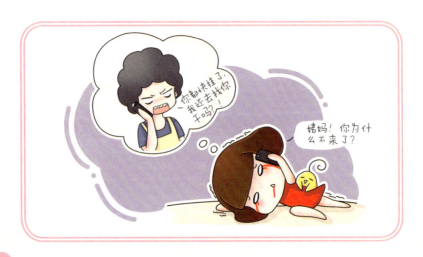

瘦姑娘通常有节食的习惯，因为摄入营养过少，身体自动减少相关的激素分泌，卵巢不排卵，子宫内膜不增厚，姨妈也就不会来。简而言之，饿得太狠，身体认为连生存都保证不了，便"帮你"暂时放弃了繁衍生命的技能。

此外，如果你发现自己的姨妈推迟 20 天以上没来，而且最近几个月痘痘层出不穷、不明原因地发胖、毛发变浓密（如长胡子、手毛脚毛腿毛变黑变粗）等，就必须去医院啦，因为有可能得了多囊卵巢综合征哦。

最后一种排卵推迟可能和你的情绪有很大关系，持续糟糕的情绪会使姨妈失调。如果心情一直很差，大脑皮层会受到坏情绪刺激，从而扰乱丘脑下部—脑垂体—卵巢之间的相互作用，于是卵巢内分泌紊乱、大姨妈犯"公主病"……所以，姨妈一直不来，你可能需要想想，上次姨妈甚至更久前自己都干了些啥？

 大姨吗小知识

排卵期推荐食物：
排卵期主要选择疏通经络、滋阴补肾、温补肾阳的食物。选择温、平、凉性质的均可。但是烦躁失眠的适合选择寒凉性质的食物。
重点推荐：黑豆、板栗、花生、核桃、松子、南瓜、菠萝、橘子、芒果、木瓜。

第四话
情绪敏感期（黄体期）

遗憾的是，不是所有的卵子都能在最好的年华遇到精子。没有遇到精子的卵子会伤心地枯萎死去，身体也就进入了黄体期。黄体期可以说是最可怕的日子了！这个时期的小纠结不仅脸上长出大痘痘，而且脾气也越来越坏，绝对是一点就爆的情绪敏感期。

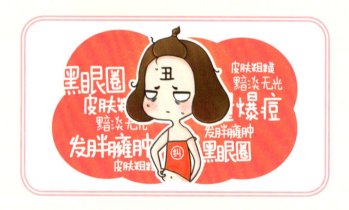

黄体酮是由黄体分泌的一种天然孕激素，又叫作孕酮。这可不是个讨人喜爱的激素，它不仅会让你的皮肤粗糙黯淡、爆出大量痘痘，还会让身体潴留过多水分，使得脸庞四肢都发胖臃肿，整个人就比以往"丑"上许多。如果卵子没有受精，那么黄体便会在两周后自然退化，姨妈就会登门。而如果卵子受精，黄体就"变身"为妊娠黄体，直接刺激孕激素的产生，导致怀孕后比孕前还要丑。

但也先别讨厌它，这家伙可是很重要的女性激素，帮助子宫内膜继续增厚，调整月经，还可以帮助胎儿在体内安全生长，避免流产哦！这样看来，黄体还真是个内心柔软的"汉子"啊。

大姨吗小知识

巧用黄体期,推迟大姨妈

遇到重大考试或者节假日,比如中高考时间与大姨妈时间冲突,老师会建议大家去打孕酮针或者服用孕酮来推迟大姨妈。孕酮其实就是黄体酮,适量补充它,可以延缓黄体的变化过程,大姨妈也就这样被推迟啦。不过要在医生的建议下服药或打针,不能擅自做主哦(需要至少提前7天咨询医生)。

了解自己的排卵

黄体期是指排卵后到月经来潮的前一天,卵巢受黄体激素的影响,分泌黄体酮,持续增厚子宫内膜,以利于受精卵着床;如果没有受精卵着床(也就是没有怀孕),子宫内膜便会脱落,月经周期随着下一次月经来潮结束。黄体期通常在月经周期的第15~28天,一般历时14天。

从排卵到月经正常来临期间最大的功臣就是黄体,没有它就不能维持正常的月经了。多亏它特定的形成及退化时间,才让我们可以计算出什么时候排卵,帮助我们进行科学的避孕、怀孕、计算孕周和预产期等等。在此给它发一奖状,以资鼓励!

黄体期在排卵期之后,算是相对的"安全期"。不过,如果没有生育计划,"安全期"也并不是绝对的安全,所以依然需要做好安全有效的避孕措施。

打败经前综合征

大姨妈到来前,是不是总有种想要找人大吵一架的冲动?那几天,总感觉浑身不对劲,乳房胀胀的,还有点疼,小肚子也鼓鼓的,有时还全身酸痛，特别想吃东西，脾气也突然暴躁了，从软妹子变成了女汉子，你们说做女人容易吗？！受罪不说，还常常因为这个引起不必要的误会。面对困扰我们的经前综合征，你可能会问：这需要治疗吗？要吃什么药？这个主要是你体内的激素在作怪，"病情"较轻的姑娘们，不用担心，这种情况完全可以"不药而愈"。

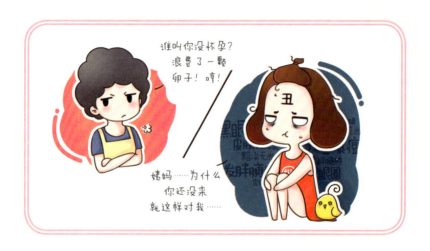

随着孕激素的增多，你的身体状态会变得非常不稳定，情绪也处于最低潮，很容易出现暴躁、易怒、紧张、抑郁等现象，还有高出平时7倍的自杀倾向。哎呀，黄体期真是太可怕了，男孩子们可真不应该和这时期的女孩子吵架呢。

黄体期情绪不佳是很常见的，千万不要思虑太多，更不要怀疑自己抑郁了或者生病了。此时不宜做重大决定，做到以下三件事就好：

1. 放松心情

经前不要有畏难情绪，也许你不去刻意地想着自己有经前综合征，反而啥事儿都没有，一切正常。听听舒缓的曲子，少操点心。经前综合征并没有多大的危害，而且每20个人里面就有一个人有这些症状呢。

2. 调节饮食

甜品、咖啡、酒，还有姑娘们难以抵抗的冷饮、炸鸡什么的都最好扔一边儿去。因为甜食会使人情绪不稳,加重焦虑;奶油、黄油等动物性脂肪会让你的状态更糟糕;酒精会加重头痛和疲劳;而吃过咸食物,如咸鱼、腌肉、酱菜等,会增加体内的盐分和水分,你会浮肿地变成 plus。为了能让大姨妈平平静静地来,不再为难你,可一定要牢牢管住自己的嘴啊。

大姨吗小知识

打败经前不适的营养素
维生素 B6:能够稳定情绪,改善睡眠,同时也能减轻水分潴留、乳房胀痛和腹部疼痛。
维生素 C:缓解压力和情绪紧张。
维生素 E:促进新陈代谢,增强机体耐力,缓和焦虑及沮丧。
谷维素:稳定情绪、减轻焦虑及紧张状态,并改善睡眠。

3. 适当运动

每天呼吸新鲜的空气做运动,像快走、游泳、慢跑、跳舞等,不但可以放松心情转移注意力,还能增强身体的素质,控制体重,而且在月经来之前的 1~2 周增加运动量,能减少体液潴留,缓解经前的不适,记住咯,"不痛"在于运动!

补气血的好时机

黄体期在排卵期之后,若没有受精则子宫内膜停止生长。此时身体需阴阳并补,并以补肾阳为主,这样能够增强黄体功能,进而创造好的受孕环境,提高你的受孕力。所以记牢喽,此时补气血绝对赚到!

比如在三餐时选择调节燥热的粥类是不错的选择,如绿豆薏米粥、荷叶糙米粥等;还可以参加户外运动,将内热发散到体外,通过排汗缓解燥热哦。

在经期到来的前三天，以较为轻柔、舒缓、放松的拉伸运动为主，从而促进身体血液循环，改善水肿，缓解不适。

补充气血还有一个口诀：美美睡一觉，皮肤水润好！女生们总喜欢一看韩剧到深夜，可是熬夜是气血的最大敌人，长此以往，肤色黯淡粗糙、皱纹爬上脸只是时间问题啦！女生每天睡足8小时绝对是最重要任务！

大姨吗小知识

黄体期建议选择疏肝理气、清热润肺、芳香解郁、促进睡眠的食物，寒、凉、温、平性质的食物均可。但是临近月经前几天需要选择温、平性质的食物。重点推荐：香蕉、柠檬、柚子、金橘、猕猴桃、橙子、西瓜、梨子、木瓜、金银花、玫瑰花、罗汉果、银耳、百合、枸杞。

第五话
除了"红朋友",还有"白朋友"

了解了大姨妈的几个周期之后,你可能要问了:"大姨妈没来的时候,我会有透明的黏液是怎么回事呢?"进入青春期后,卵巢开始分泌性激素,于是既能帮我们湿润阴道又能帮我们排出代谢物的白带就出现了。白带还能防御病菌入侵我们的阴道、子宫,"内忧外患"就全靠它解决了。正常的白带无色、无特殊气味,分泌量和质地受体内雌激素、孕激素水平高低的影响,随月经周期而有量多/量少、质稀/质稠的周期性变化。

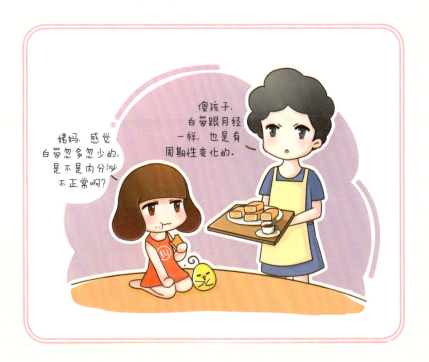

一般大姨妈走后白带量少、发黄、黏稠；到排卵期时白带增多，质稀、色清、外观如鸡蛋清，能拉长丝；排卵期后，白带分泌量逐渐减少，质地变黏稠而浑浊，拉丝度差，易断裂。

新婚、怀孕、服避孕药期间，因为体内激素变化，白带有增多的现象，这都是正常的，无须担心。但如果白带出现了异于以往的变化，如异味、血丝、瘙痒、渣块、泡沫等，就要小心点儿了。

无色透明黏性白带，量显著增多	可能是患有慢性宫颈内膜炎、卵巢功能失调、前庭大腺炎等症状
白色或灰黄色泡沫状白带	滴虫性阴道炎，并可伴有外阴瘙痒
豆渣状白带	念珠菌性阴道炎，常伴有严重外阴瘙痒或灼痛
灰色均质鱼腥味白带	常见于细菌性阴道病
脓样白带	滴虫或淋菌等细菌所致的急性阴道炎、宫颈炎等均可引起，色黄或黄绿，黏稠，多有臭味
血性白带	白带中混有血液，应考虑宫颈癌、子宫内膜癌、宫颈息肉等
水样白带	持续流出淘米水样白带，且具奇臭者一般为晚期宫颈癌、阴道癌或黏膜下肌瘤伴感染

发现白带有异常表现时，首先需注意其是否为正常的生理改变（例如排卵期的白带增多是正常现象），如果量、颜色、气味、性状的变化已超过正常的生理范围，就必须尽早就医了。别害怕，诊治及时才可以有效控制病情的发展。

大姨吗小知识

白带出现褐色正常吗？

如果白带出现咖啡色或褐色，并且发生在月经前后一两天，则是来潮的征兆或者月经还未彻底流干净的表现，是正常的。其他时间白带出现褐色，有可能是某些妇科疾病的原因，如月经不调、激素水平紊乱、阴道炎症、宫颈疾病以及子宫内膜疾病等。

正确的私处护理法

除了呵护大姨妈，也别忽视对白带的护理。要是不想惹急她，可要注意以下几点咯：

1. 定期检查：即使没有任何不适，也应该至少每年做一次全面的妇科体检。

2. 平常少穿紧身裤或牛仔裤，内裤选择全棉的。

3. 平日不用卫生护垫：护垫透气性差，长期使用并不卫生，注意尽量2小时一换。

4. 不用药液清洗阴道：这样做反而会破坏阴道内环境，导致菌群失调而诱发阴道炎。建议每晚清水擦洗外阴，保持干燥清洁。

5. 增强免疫力：坚持锻炼，增强体质，做到睡眠充足、饮食合理、营养均衡，并多进食富含维生素的天然食物。

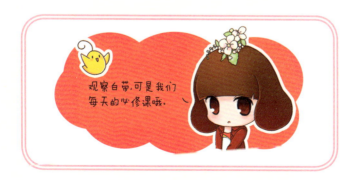

第六话
巧用周期调理内分泌

看完前面几篇，相信你一定会感叹：这激素那激素我连名字都傻傻分不清，还怎么好好调理啊！别着急，其实激素、荷尔蒙都是一回事儿，通俗来讲，就是我们看养生、美容类书籍里常出现的一个词：内分泌。

分泌细胞将所产生的化学物质直接释放到体液中，帮助我们调节身体的各种功能，维持体内环境的相对稳定。这种天使一样的化学物质叫荷尔蒙，也叫激素。它伴随我们的一生，决定我们的各个生命周期，是女性身心健康的守护神。我们也要持续保持良好的生活状态，跟内分泌君做好朋友，不然，惹得内分泌紊乱就太可怕了。

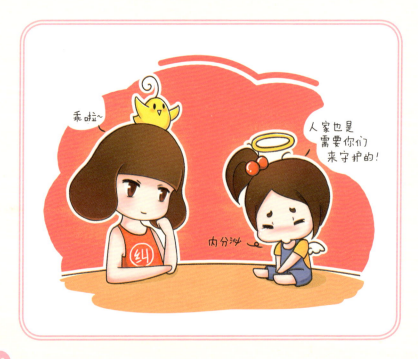

内分泌紊乱有多可怕?

1. 皮肤变糟:比如突然出现了很多黄斑、色斑。
2. 脾气急躁:控制不住地发脾气。
3. 妇科疾病:月经失调、卵巢功能衰退、不孕等。
4. 肥胖:"喝凉水都长肉"!
5. 不孕:没法跟男神生孩子!
6. 乳房胀痛、乳腺增生。
7. 体毛变化:多毛、粗黑。
8. 白发、早衰。

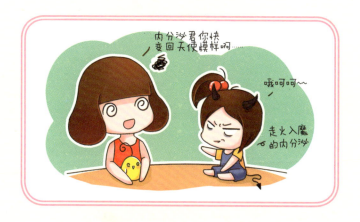

守护内分泌,就能美美哒!

内分泌君期待的生活习惯

1. 不熬夜!经常熬夜或作息不正常的人老得快!晚上 22 点到次日凌晨 2 点是人体最佳的状态修复时间,睡不睡你看着办吧。

2. 用喝水代替喝饮料!每千克体重每天需要补充 30 毫升水(如果体重 50 千克,你应该喝 1500 毫升的水)。是水!不是咖啡、浓茶等刺激性饮料!

3. 经常洗热水澡：可以增强心血管功能哦。不适合经常洗热水澡的人（如心脏病患者）可以改用热水泡脚。

4. 别吃垃圾食品！我们又不是垃圾桶！

5. 多按摩前胸、脊柱和腋下：前胸是胸腺所在的部位；脊柱是人的神经中枢；腋下是人体血管、神经和淋巴结聚集的地方。经常按摩这三个部位，可以促进体内废物和毒素的排出哟！

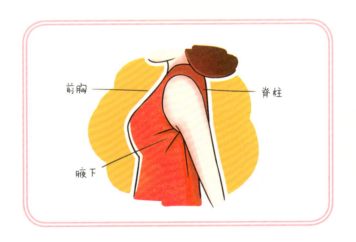

这样吃！

1. 不节食。长期受饿会导致脑垂体功能衰退，结果就是卵巢等生殖器官"罢工"，内分泌全乱了。任何情况下，都要早餐吃饱！午餐吃好！晚餐不要吃太饱！

2. 少吃辛辣、油炸食品。这些东西不只你喜欢，痘痘们也很喜欢哦。

3. 滋阴。滋阴的东西很多，如我们常吃的枸杞，滋补肝肾，煮粥时可以放一小把。再比如苦瓜，去心火，南方到了夏天常用它煲汤，或打成苦瓜菠萝汁来喝。还有银耳、桑葚子、玉竹、鸭蛋、冰糖、西洋参、老鸭、百合、墨鱼、莲子、椰汁、燕窝，都很滋补。

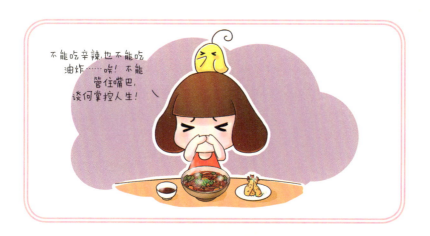

这样美！

其实说白了，调理内分泌、伺候大姨妈是为了啥？不就是为了健康美丽嘛！这年头，污染重、压力大、转基因，想保持童颜永驻，可不仅仅是"洗洗睡了"那么简单！

想要保持青春、清理体内毒素、延缓衰老，必须以保证生活习惯健康为前提，否则再多的调理、排毒，都无法从内到外滋养体肤。

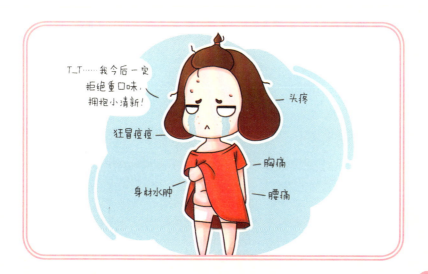

神仙脸秘籍：

1. 早睡

调查显示，晚上八九点就睡觉的女性肤质更好，也更能抵御外界的污染与刺激。容易长痘或面色晦暗的姑娘，以后再不早睡当心啥都救不了你！还有，睡觉时别忘了敷上睡眠面膜。

2. 每天排便

女性比男性更容易便秘，想要每天排便，就要多喝热水，可别久坐不动。排便时按摩腹部有利于增强肠动力，嗯嗯不出来就吃点儿香蕉、酸奶、纤维片。

3. 饮食清淡

高油的炸鸡、油条，辛辣的川菜、火锅，以及寒凉的生鱼片、冷饮，含糖量惊人的甜点、饼干请每周少于 3 次。体内湿气重、虚胖的姑娘多煮红豆薏米水就能解决排便不畅、面部浮肿等问题。

还有一种空腹疗法在日本等地非常火热，就是少吃或不吃，或用蔬果汁代替正常的一餐或三餐。考虑到现代食材的不安全性以及营养过剩，用空腹疗法可以把多余的垃圾及时排出。每周一天，身体轻松，皮肤光亮。

4. 按摩

多按摩淋巴可以帮助排毒，加速新陈代谢，也能有效缓解眼袋、面部水肿。

5. 坚持

想要快速变成神仙脸是不可能的！不可能！

即便是传说中的某某速效法也一定副作用极大！

想变神仙脸，不仅需要做到以上几点，更需要做到的是不懈地坚持。三天打鱼两天晒网是不可能有养颜排毒的效果的。只要耐下心来不断坚持，痘痘、色斑、黯哑、枯黄等问题一定会大有改善。

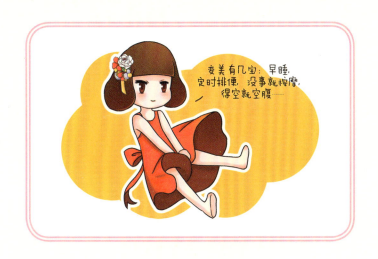

这样瘦！

"减肥"是每个姑娘都会挂在嘴边的口头禅之一,也是终身奋斗的目标。相对于"白","瘦"似乎要更简单一点。想要合理减肥不伤身,记住六字真言:管住嘴,迈开腿! 并且,减肥的意思是减掉肥肉,而不是追求体重减轻,却满身赘肉! 数字什么的都是浮云,别看见体重秤上的数字小了就欣喜若狂,哼哼,喝杯水、吃顿饭,你的体重就又回去了!

控制饮食不仅包括食量,也包括热量:

1. 三餐定时定量,少食多餐也可以。但要控制碳水化合物与油脂、糖分、盐的摄入量,每天摄入热量不超过 1500 卡路里,工作强度大或运动量大的不要超过 1800 卡路里。

2. 提高蔬菜水果和粗粮在食物中的配比。每天坚持吃 5 种以上的水果蔬菜,摄入 500 克左右就好。种类吃得少很容易营养不良,从而导致内分泌紊乱、月经不调,所以减肥不能采用单一食谱。

3. 尽量选择优质的蛋白质,可以用鱼肉、虾、蛋奶、豆类代替猪肉等脂肪含量高的肉类。蛋白质摄入高不容易感到饥饿,而且同时补充钙质的话新陈代谢会加速哦。

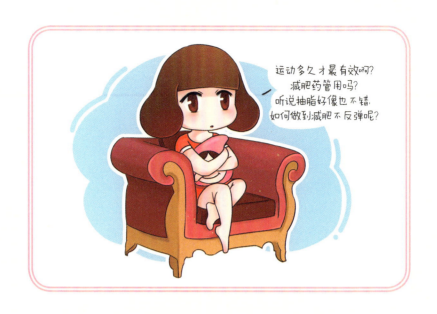

运动瘦身其实也不难。每天把打车、坐电梯、请清洁工的工夫用来快走、爬楼、做家务,也能消耗可观的热量。能保持晨跑、爬山等运动习惯更好。如果想要达到减脂的效果,一定要长期坚持,每次运动都在 30 分钟以上,身体才会开始燃烧脂肪,而不是只消耗蛋白质和水分。

并不建议大家吃减肥药。一则减肥药对身体有害,无论是抑制食欲还是增加排泄次数,都对身体有不可逆的伤害;二则减肥药容易引起反弹,一旦停药,基本都会暴饮暴食,体重回增;三则减肥药并不能消耗脂肪,一般就是脱水,稍微吃一点喝一点体重就保持不住,皮下赘肉还是很多很松,气色也不好。至于流行的针灸、拔罐、经络等中医减肥法还是要看个人体质,也要在饮食、运动上加以辅助。是的,这个世界上并不存在"躺着就能瘦"的减肥奇招。

局部脂肪多的可以考虑抽脂手术,全身性肥胖的现在也可以通过缩胃术、胃内水球疗法等控制食欲。不过减肥归根到底还是持久战,只要有意志力,长期坚持健康的饮食习惯、合理运动,总会瘦下来的。保持一周减一斤的节奏,才是最合理、最不伤身体、不容易反弹的减肥速度哟!

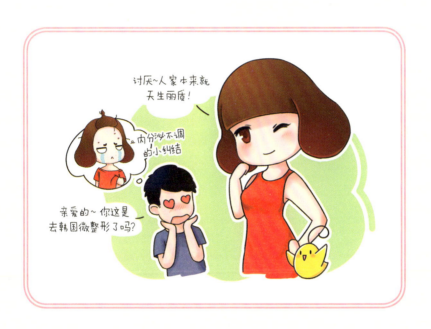

食物平寒凉温热属性表

属性	谷	肉	果	菜	其他
平	大米、玉米、青稞、红薯、芝麻、黄豆、赤小豆、燕麦	猪肉、鸡蛋、鹅肉、鳗鱼、鲫鱼、黄鱼、鲑鱼、鱼翅	菠萝、葡萄、椰子汁、花生、白果、榛子、山楂、板栗	山药、萝卜、青菜、土豆、海蜇、黑木耳、香菇、平菇	白糖、冰糖、豆浆、燕窝、党参、麻油、花生油
寒	荞麦、绿豆	螃蟹、蛤蜊、牡蛎肉、蜗牛、蚌肉、乌鱼、章鱼	柿子、柚子、香蕉、桑葚、猕猴桃、甘蔗、西瓜、甜瓜	空心菜、木耳菜、竹笋、海带、紫菜、海藻、草菇、苦瓜	酱油、盐、金银花、苦瓜茶、苦丁茶、茅草根
凉	小米、小麦、大麦、荞麦、薏苡仁	鸭肉、兔肉、蛙肉、鲍鱼	苹果、梨、芦柑、橙子、草莓、芒果、枇杷	西红柿、茄子、菠菜、莴苣、花菜、藕、丝瓜、黄瓜、金针菇	绿茶、蜂蜜、菊花、薄荷、胖大海
温	黄豆、黑米、西米、高粱、紫米	黄牛肉、羊肉、鸡肉、虾、鲢鱼、带鱼、鲶鱼、黄鳝	桃、杏、大枣、荔枝、石榴、木瓜、松子、核桃	葱、大蒜、韭菜、香菜、洋葱、香椿头、南瓜	生姜、花椒、紫苏、八角、茴香、酒、醋、红茶
热		马肉、麻雀肉、甲鱼肉	榴莲、桂圆	辣椒、蒜苗	胡椒、肉桂、咖喱粉、黄酒

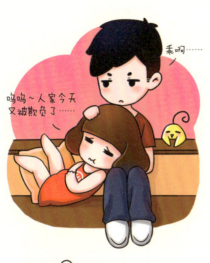
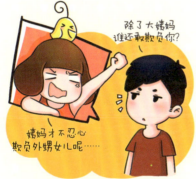
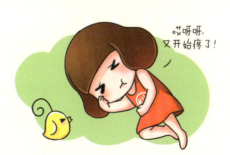

第三章 打败痛经大魔王

第一话
认识痛经大魔王

痛经被小纠结称为"大魔王来袭",因为每次都会让小纠结的身心受到不同程度的伤害,简直像有个大魔王在发动进攻!不过,大魔王看似花样百出,其实也无外乎"继发性痛经"和"原发性痛经"两种属性。用通俗的话讲,就是"没病"的痛经和"有病"的痛经。

"没病"的痛经

同样是经常痛经,但做过了各种检查后,却发现身体没病没灾,这种痛经就叫作原发性痛经。

原发性痛经通常从初潮开始就发生,自大姨妈来的第一天(最早出现在经前 12 小时)痛感最剧烈,持续 2~3 日后就会舒缓许多,其间还可能伴有恶心、呕吐、腹泻、头晕、乏力等症状,严重时也会面色发白、出冷汗。像这种痛经严重的,除了调节身心健康之外,也可以寻求中医(比如针灸、中药)、西医(布洛芬、避孕药)等的辅助,不必强撑哟!

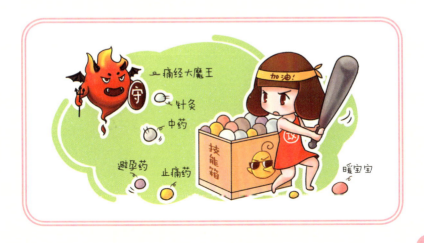

当然了，也不是说"没病"就一定健康，如果是激素波动导致的痛经，也最好有针对性地调理一下，否则你会发现止痛药越来越不管用，到时候再补救可就白疼这么多年啦！

大姨吗小数据

《2015中国女性生理健康白皮书》显示：77%的调查对象存在痛经现象，约40%的调查对象存在中度及以上级别的痛经。18岁以下人群及轻体重人群更易发生痛经且程度更重。

你可能经常听到这样的说法：痛经是内分泌紊乱引起的。当各大激素"和谐共处"时，我们就能安然无恙活蹦乱跳，可当它们开始"翻脸"，我们就会被牵连，"痛到无法呼吸"，真是心塞啊！

那么，参与你我痛经故事的主角是哪几个激素呢？

No.1 多多益善的 β_2 内啡肽

平心而论，内啡肽是个好同志。它是一种可以帮助我们镇痛的神经内分泌素，当血中的内啡肽水平升高时，疼痛感就会"温柔"许多。只可惜它的气场太弱，总是寡不敌众，失去这位好朋友的援助自然就容易痛经。

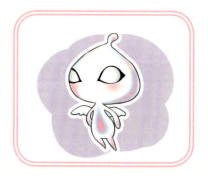

大姨吗小知识

内啡肽可以降低焦虑感，让人体会到安逸、温暖和平静的感觉。运动能让大脑释放出更多的内啡肽，所以日常多运动有助于减轻痛经哦。心情不好的时候去跑一跑，坏心情真的会烟消云散呢。

No.2 变脸的催产素

催产素是种可以直接作用于子宫的激素，帮助我们在分娩时更好地收缩子宫。可是这家伙只管生不管疼，据研究，催产素高的姑娘更容易痛经，要想解决这种痛经，最好去医院让医生评估，可用催产素拮抗剂帮助你压压催产素的"风头"。

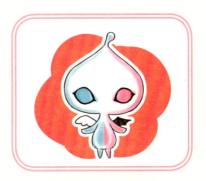

大姨吗小知识

催产素可以减少焦虑感，使我们更容易建立起亲密关系。此外男性也可以分泌催产素，催产素多的男性对爱情更加忠贞，但也会有粗暴易怒的倾向，所以一个时而温柔时而硬汉的男朋友不是病了或有多重人格，他只是催产素有点儿多。

No.3 可怕的血管加压素

血管加压素能引起子宫加速收缩。据统计，原发性痛经的姑娘在姨妈快来时，雌激素水平会异常升高，进而导致经期第一天时血管加压素是正常人的2~5倍。子宫收缩会压迫血管和神经，造成局部缺血和刺激，从而产生疼痛感。

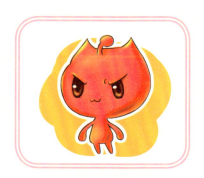

 大姨吗小知识

其实血管加压素也是一位"丘比特"，如果你看到某人就忍不住心跳加快，是因为血管加压素含量突然增加。此时的你会想与心动的他更进一步，甚至沉浸这种感觉中不可自拔。
这个血管加压素还真是可爱又可恨呀。

No.4 神秘的前列腺素

还记得我们在第一章里提到的"樱桃果酱"吗？通常大姨妈里的"樱桃果酱"都是血液包裹着的子宫内膜小碎片，但当经血中出现大片肥厚的"樱桃果肉"时，就叫作膜样痛经了。这种疼痛指数是普通痛经的数倍。膜样痛经发作时，腹部疼痛如阵阵刀绞一般，可以使人面色发青、冷汗淋漓、手足冰冷，此时就必须介入药物治疗。

但为什么普通的"樱桃果酱"也会让我们子宫收缩、肚子疼痛呢？终于提到痛经的罪魁祸首——前列腺素了。可以说，前列腺素的多少直接决定了子宫收缩的剧烈程度，也就是痛经指数。

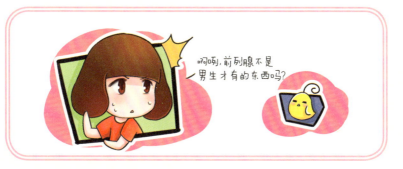

 大姨吗小知识

前列腺素最初是从精液中发现的,所以人们误认为是前列腺分泌的,后来发现人体的心、肝、肺都能分泌,和前列腺没有太大关系。只可惜想另改名字已经来不及了,就沿用了前列腺素的说法。

适当的前列腺素可以使子宫规律收缩排出经血,但过多却会导致子宫剧烈收缩甚至痉挛。过多的前列腺素进入血液循环后,还会影响到我们的肠胃,进而出现呕吐、拉肚子等问题。

前列腺素过多导致的痛经怎么办?难道除了找医生开药就无计可施吗?

其实也没有那么麻烦啦,适当补充镁元素就可以有效地平衡前列腺素的分泌、缓解肌肉紧张,从而缓解痛经。而镁元素并不是那么稀有的营养素,谷类食物、绿叶蔬菜、豆类中的镁含量都很丰富。

维生素和多种矿物质都有减少肌肉紧张度、缓解痛经的作用,所以痛经的姑娘多吃点儿含有维生素E、B族的全麦食品,以及含钙、镁、钾元素的蔬菜,含维生素C的水果,都是不错的选择哟。

"有病"的痛经

"有病"的痛经学名继发性痛经。顾名思义,是需要先治好病症才能缓解的痛经。具体来说,是来大姨妈已经数年甚至十几年才出现的经期腹痛。除了正常的"姨妈感"以外,还会有下腹痛、下腹坠胀、肛门坠痛、性交痛等症状,通常由生殖系统病变(特别是妇科疾病)引起,例如子宫内膜异位症、子宫腺肌症、盆腔炎、卵巢囊肿等疾病。

在第四章里,我们会提到许多和痛经有关的病症。宫外孕、流产等也会引起我们经期的腹腔疼痛。

大姨吗小知识

原发性痛经通常出现在经期的第 1~2 天,多数会在两三天后自行缓解,而继发性痛经通常自月经来潮的前一两周就开始,无论如何,都建议长期痛经者在痛经难以忍受的情况下去医院进行检查,及早调理与诊治。

第二话
大魔王的威力和武器

大魔王成长等级测试

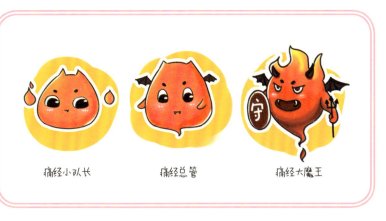

痛经小队长　　　痛经总管　　　痛经大魔王

1. 伴腰部酸痛　　　1分
2. 腹痛明显　　　　1分
3. 疼痛一天以内　　1分
4. 伴恶心呕吐　　　1分
5. 面色苍白　　　　1分
6. 肛门坠胀　　　　1分
7. 用一般止痛措施后
　　疼痛暂缓　　　　1分
8. 腹痛难忍　　　　2分
9. 坐卧不宁　　　　2分
10. 需卧床休息　　　2分
11. 冷汗淋漓　　　　2分
12. 四肢厥冷　　　　2分
13. 影响工作学习　　2分
14. 疼痛期每增加1天　2分
15. 用一般止痛措施不缓解　2分
16. 休克　　　　　　4分

根据自己的情况，快推算一下吧：

分数	等级	应对方法
0~5分	小队长	此时的大魔王威力还是"小队长"级别，几乎不用太费心，可以通过饮食调节得到缓解，例如适当饮用姜茶、红糖水、玫瑰花茶等。
6~15分	总管	此时大魔王威力已升级，可适当选择药物治疗。国际上首推非甾体类止疼药来缓解疼痛，选择温和的中药也是调理身体的一种健康方式。
16~20分	大魔王	拉响警钟！大魔王威力已完全释放！这意味着对身体发育构成严重威胁，还意味着不孕症、盆腔炎、子宫内膜异位症等妇科疾病。此种情况下应及时到医院查明原因，在医师指导下进行治疗。

 大姨吗小数据

《中国女性生理健康白皮书》显示，痛经程度最高的前五名星座依次是水瓶座、摩羯座、射手座、处女座、狮子座，痛经人数相对最少的是天秤座。

大魔王的四大武器

大魔王不一定跟姨妈共进退哦！一般来讲，它有四大常用武器，分别对应不同的痛感：

A. 无力的坠胀感

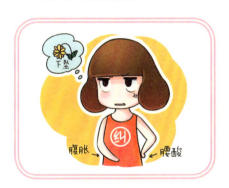

后腰酸软（最典型症状）

腹胀

坠胀、便意

没有胃口

站、躺、坐都不舒服

这些感觉一般都会随着姨妈的离开而消失的，但经常出现这些感觉，一定要去看医生哦，因为也有可能是由妇科炎症或子宫肌瘤、息肉、内膜炎等疾病导致的。

B. 经前的隐痛

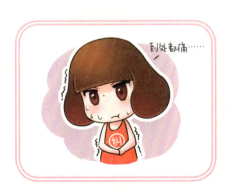

隐约在痛

找不到哪里痛

"虽然姨妈还没来,却总觉得不对劲!"这是因为子宫剧烈收缩时,血管会"大放血",子宫内膜也会随之从内壁上剥落下来,"顺流而下"流出阴道。从剥落到流出的这段时间里,敏感的你自然就能感觉到了。

C. 经期的阵痛

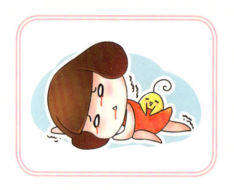

腹腔剧痛
痛感不连续
经量大
经血一股股涌出

姨妈来时,子宫在激素作用下会产生阵发性收缩。肌肉不断地绞缩、挤压自身,帮助经血及内膜碎片们流过狭窄的子宫颈口。这种轻度的阵痛会让人没有精力工作学习,中度的则会影响生活和情绪;还有一些阵痛非常严重的女生,会产生严重的眩晕和呕吐感,以至于整日无法下床活动。

D. 肌肉也会痛

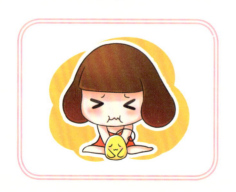

腰背及膝关节痛
四肢肿胀

肌肉酸痛主要由水肿引起；如果经前和经期内剧烈活动，也会使身体肌肉收缩加剧，痛感加重。为了避免这些状况，记得经期要避免猛跳或其他高强度的体育运动；不过，如果平日能够坚持散步、瑜伽或是慢跑，对缓解痛经则是很有帮助的哟。

第三话
知己知彼,见招拆招

1000个人的身体里有1000个大魔王!哈哈,其实痛经是一件很有个人色彩的事儿,每个人都有一套缓解痛经的心得,但也会随时有人跳出来反驳……唉,痛的未必是同一种经,要摸清情况,对症下药。

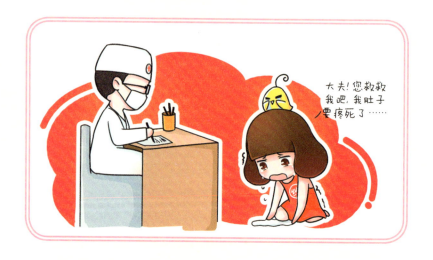

与西医的观点相比,中医对痛经的认识更特别些。中医认为,导致女性痛经的原因可以概括为血瘀或者虚两种。

血瘀

血瘀在中医里的说法是"不通则痛",当血液因为某些原因而流动不畅时,就是血瘀了。血瘀具体可以分为寒凝、湿热和气滞三种表现:

A. 寒凝血瘀型痛经

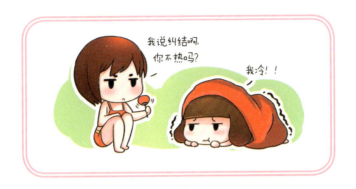

【基本症状】经期怕冷、手脚凉、腰腹凉，经血容易凝结成血块。

【应急措施】热敷，热水泡脚，喝红糖水，喝玫瑰花茶，喝热姜水，吃榴莲，吃红葡萄干，吃黑巧克力，睡前喝一小口红酒。这些应急措施都是用来暖身活血的，以应对"不通则痛"。

【平时注意】少碰生冷食物，多吃温性食物（比如荔枝、羊肉、奶酪、大枣、韭菜、红糖之类），平时注意保暖，尤其是腰腹一定要避免受凉。还有，体育锻炼是暖身活血的免费良药，千万记得动起来！

B. 湿热郁结型痛经

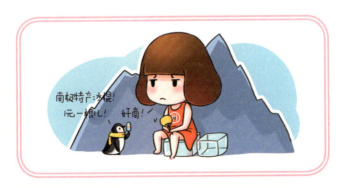

【基本症状】流量大、时间长、色暗黏稠有血块,手脚发热,口干舌燥,心烦意乱。

【平时注意】少熬夜,少吃油腻辛辣食物,少吃甜食,少喝酒。多吃绿豆、苦瓜、冬瓜、丝瓜、芹菜、木耳之类的小清新。体育锻炼还是需要的!

C. 气滞血瘀型痛经

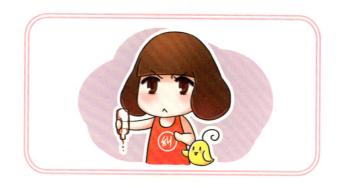

【基本症状】流量小、颜色紫暗,有血块,胸口胀痛。

【应急措施】喝玫瑰花茶、红糖水、山楂茶(不要太酸),当归益母草煮粥。

【平时注意】这类姑娘,说白了是气得痛经、郁闷得痛经,一定要控制好自己的脾气,想开点儿。此外,不要熬夜,熬夜会扰乱肝气运行。平时少吃酸涩的东西,比如杏、李子、乌梅等,因为酸涩的食物会收敛滞气。

中医里跟痛经有关的虚可以分为气血虚和肾气虚两种:

A. 气血虚弱型痛经

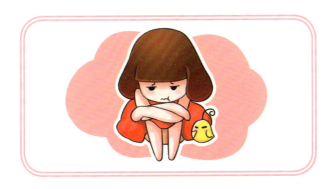

【基本症状】流量少，颜色浅，脸色苍白，头晕眼花，精神很差，可能会伴有肠胃不好、腹泻呕吐等症状。

【应急措施】喝猪肝粥、红枣粥，看喜剧听笑话转移注意力，吃止疼药。这类女生尽量不要吃活血的东西，红糖、山楂、当归、益母草会让你更痛。

【平时注意】不要熬夜节食，不要用脑过度，不要劳累过度。多吃补气血的食物，如红枣、蜂蜜、乌鸡、牛羊肉之类，烹饪方式最好是焖、蒸、炖、煮、熬、煲，尽量少吃苦、酸的食物。

 大姨吗小知识

不是所有呕吐都是气血不足导致的，某些情况下剧痛也会导致呕吐，无论是不是气血虚弱型痛经，无论是不是痛经，都有可能会吐。

B. 肾气亏损型痛经

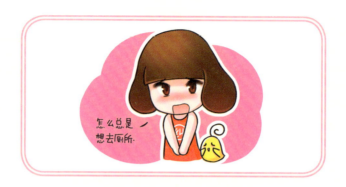

【基本症状】流量少,颜色浅,头晕眼花、脸色晦暗,常跑厕所,腰酸。
【应急措施】看喜剧听笑话,转移注意力。吃止疼药。
【平时注意】不要熬夜节食,不要过度劳累,不要纵欲过度,保持心情愉快,多吃点鸡鸭鱼肉蛋奶制品。

第四话
用美食打败大魔王

小纠结每次都会因为肚子疼而失去胃口，其实痛经和美食并不矛盾，相反，吃对了东西，还可以帮助我们早日打败痛经大魔王呢！

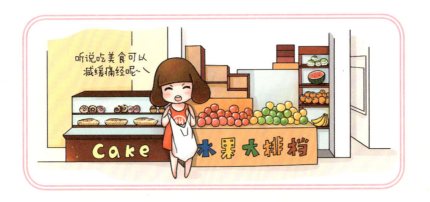

吃吃喝喝打败痛经

No.1 红糖水

喝红糖水，应该是姑娘们痛经的时候最先想到的方法。但是喝红糖水真的能够止痛吗？这还得看人啊！如果你经期总怕冷、姨妈颜色较深且有血块，那么喝一杯暖暖的红糖水会立刻见效哦！因为红糖水会发挥它暖胃补血活血散寒的作用，既暖身，还有助于血液排出，减少疼痛感。

但是！如果你是以下两种姑娘之一，那可别碰红糖水，否则副作用会让你"血流成河"、停不下来！

1. 本来就是小暖炉的姑娘（经期总嫌热还想吃冷饮），别碰红糖水！
2. 血量大的姑娘，别碰红糖水！

No.2 红枣

红枣性温味甜,维生素含量高,是补气血的佳品。推荐气血两虚、怕冷或是有血瘀的姑娘吃哦!但以下三类姑娘在经期要慎重吃!

1. 容易腹胀的姑娘:红枣会造成消化不良,加剧胀气的症状。

2. 水肿的姑娘:红枣味甜,多吃容易生痰生湿,水湿积于体内,于是越吃越肿……

3. 血量大的姑娘:流量大、时间长、手脚发热、口干舌燥、心烦意乱这样的,会越吃血量越多哦!(桂圆、枸杞同理!)

即使不属于这三类,平时吃红枣进补一天也不要超过 10 枚,吃多了不消化也吸收不了的。

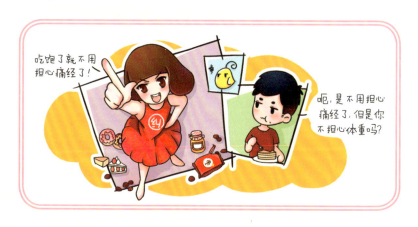

No.3 阿胶

很多姑娘都知道阿胶补血,但除了补血之外,阿胶还有止血的功效。

在姨妈来时吃阿胶,可能导致以下两种状况:血量大的越补血越多;体质敏感的妹子,大姨妈却被抑制住没影儿了……

要吃阿胶补血最好选择在经期结束后,经前吃阿胶则可能导致大姨妈推迟。姨妈走后就可以放心地吃阿胶补血啦。

No.4 山楂

生山楂能够活血化瘀，适合姨妈色深、有血块的妹子。但是！量少色浅或者量很大的妹子就不！要！吃！了！另外由于山楂太酸，铆足了劲儿吃可能会刺激到子宫，反而造成姨妈量骤减。把山楂跟姜、红糖一起煮可以中和酸度，不仅口感更佳，效果也会更好哟~

No.5 益母草

都说益母草活血化瘀治痛经，但痛经的原因不一样，不可能对所有人都好用。有些妹子越吃益母草越疼得厉害，那都是因为益母草性微寒啊！比如：

1. 经期怕冷的宫寒的痛经姑娘吃了会雪上加霜。
2. 血色浅量少的痛经姑娘是气血虚或者肾气虚，吃活血的益母草痛得会更严重。

请记住，可以吃益母草的情况是：痛经时发热、暴躁、血色深、有血块。一定要对症哟！

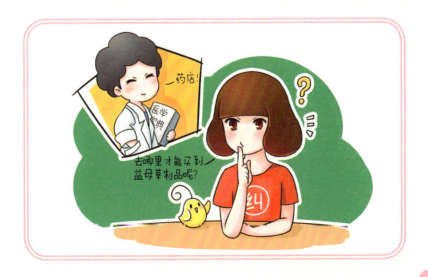

让小纠结不痛的私房菜

黑豆黑木耳煲乌鸡

乌鸡性温,暖宫滋阴,黑豆补肾益气,二者结合特别适合血液循环不好、怕冷、痛经的姑娘。黑木耳是搭配乌鸡的,性平敛血,所以不要放太多。在汤锅中一起放入,并加足量水,等鸡肉烂熟就可以吃肉喝汤啦!

红豆黑米酒酿粥

红豆、黑米提前浸泡几个小时,红枣洗干净;将所有材料除酒酿、红糖外放入锅内开煮;小火熬至所有材料软糯后,根据个人口味趁热拌入酒酿及红糖。

大姨吗小知识

酒酿就是北方所说的醪糟,有益气生津活血之效,配合红豆、黑米和红枣,能够缓解姑娘们因宫寒血瘀导致的痛经哟。

姜糖茶

老姜去皮后用料理机打成姜泥,依个人口味加入适量的红糖拌匀,上锅蒸,红糖蒸化即可。直接放凉装瓶保存,要喝的时候,直接舀点出来,用开水冲兑即可饮用。适用于手脚冰凉、痛经且量少色深有血块的姑娘。经量偏大的女生请自行忽略此处!

四宝暖身汤

将红糖、姜、枸杞、红枣放入锅中,加入 2/3 满的纯净水、用最小火煮至枸杞膨胀后保持沸腾 10 分钟就可以喝啦。此汤能够改善痛经和手脚冰冷的情况。对了,量大的姑娘谨慎喝,小心血崩。

玫瑰花露

纯净水煮沸加入干玫瑰花 50 克,煮至玫瑰花变成浅色;汤水变红后将玫瑰花捞出,往汤里加入冰糖,煮至汤汁稍浓,放入密闭干净的瓶中。喝时冲入温水即可,还可加蜂蜜。此外,玫瑰花露养颜美白的功效也是棒棒哒!

很多姑娘认为来姨妈的时候失血过多,所以就应该在此时猛吃补血的食物,才能对得起自己汨汨流出的热血!但是事实真的如你所想吗?呵呵呵,不要太天真了!千万不要过量!除非你想让姨妈一直陪着你!

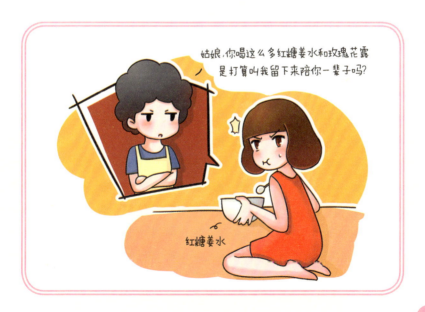

最好别"临幸"的食物

No.1 甜点

小纠结有一套预知姨妈时间的特殊"占卜术"——每到经期的前一天,她就会特别特别想吃榴莲蛋糕,吃完之后也貌似更有勇气面对次日准时驾到的大姨妈,她管这个叫作"榴莲占卜"。

但大姨妈很快就会提醒她:

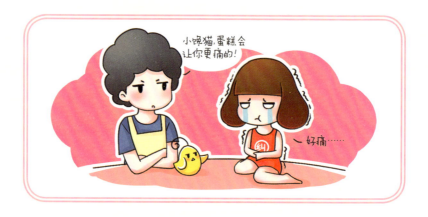

甜甜的牛奶芋圆、香浓的榴莲蛋糕、滑润的双皮奶……大部分姑娘在经前都想要"宠幸"一下自己喜欢的甜品。

但是不好意思——甜食是痛经的帮凶,不能吃!

但也有一条与它相反的传说:"甜食可以缓解痛经,让心情变好。"

呜呜呜,到底该相信哪一方啊?!

其实这两句话都没错。甜食含有高糖分,的确会引起或加重痛经。相关研究发现,维生素和矿物质可以缓解肌肉痉挛,使子宫收缩得不那么强烈,但糖分却会"抢走"这两位的功劳,所以经期中的姑娘们如果不想痛经,确实应该少吃糖。

大姨吗小知识

土耳其就大学生痛经情况进行调查,结果显示爱吃甜食的女生痛经发生率约为较少吃甜食的女生的 1.8 倍。

但吃完小蛋糕后,感觉生活无限美好的 feel 难道是错觉吗?因为甜食中的碳水化合物会提高身体里血清素的水平,血清素能够让人产生愉悦感,所以吃完甜食确实会有满足感,但血清素同时也能促进前列腺素 E_2 合成,这可是造成痛经的真正祸首。所以吃一点点甜食无伤大雅,但如果太过贪心,可要小心发胖和痛经加重的可能哦。

No.2 咖啡

经期尽量避免喝太多咖啡。首先,咖啡因会加剧经期的情绪波动,会让你变成潜在的"暴力狂"。它还会刺激心血管,使心率加快,动脉痉挛,引发头部、腹部疼痛,甚至使大姨妈如滔滔江水,连绵不绝。如果你是个咖啡爱好者,经期又总是超过 7 天,就很可能是咖啡因导致的痛经。不过有些咖啡店可以做出无咖啡因或低咖啡因的咖啡,经期实在忍不住的可以选择这种。

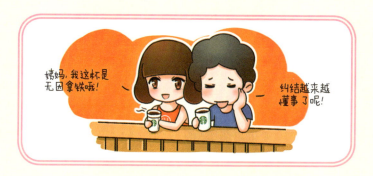

No.3 茶

无论绿茶、红茶、普洱茶、乌龙茶还是茉莉花茶，都是经期中应该避免的饮品。

茶叶和咖啡一样，都含有咖啡因。茶中含有的鞣酸会阻止身体对铁的吸收。大姨妈期间本来就容易流失铁质而造成贫血，所以喝茶会加剧贫血症状。如果经期想喝茶来提神，还可能造成身体越喝越疲惫、精神却异常兴奋的"分裂"状况。

No.4 可乐、雪碧等碳酸饮料

呵呵，这些碳酸饮料也是经期的禁忌哟。大姨妈期间女性很容易贫血（失血性贫血），比如食欲差、易疲惫甚至头晕眼花，而碳酸类饮料会阻碍人体对铁的吸收，加重这些贫血症状。此外，可乐中也含有少量咖啡因，为了减缓痛经，还是把可乐让给男朋友吧。

No.5 啤酒

首先呢，啤酒也属于碳酸饮料。其次，大姨妈期间，我们的肝脏对酒精的分解能力直线下降，比平时更容易醉，对肝脏的损害也变大。此外，白酒还会促进血液循环，喝了酒后，你的"流量"也会变得十分惊人呢。

呃，你问我经期究竟可以喝什么？还记得万能的热水吗？此外，玫瑰花水、红糖水和姜糖水，也是大家的经期好伙伴哦！

好吧，我也知道大姨妈她老人家太难伺候了，但是不好好服侍她，受苦的可是你哦。ヽ(´～`)ノ

第五话
四大国民级谣传

冰激凌吃不得？

每次到了经期，一向贴心的男朋友都拒绝给小纠结买冰激凌，还解释说吃冰激凌会让肚子超级痛。呜呜呜，经期真的不可以吃冰激凌吗？

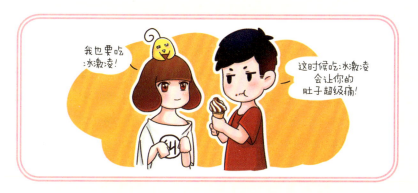

凉的食物比如冰激凌所能带来的疼痛，最主要是低温导致子宫内血管的收缩、子宫肌层的收缩力度增大，因此而引起绞痛。所以痛经严重或身体比较敏感、吃完就痛的姑娘，最好还是忍忍吧。

不过冰激凌并不会像传说中那样，让所谓的污血残留在子宫内。即便可能出现月经延长的情况，只要身体没病没灾，大姨妈才不会拖拖拉拉剩点血在你肚子里呢！

所以如果你没忍住吃了一个冰激凌，不用太自责恐惧，它并不一定会让原本不痛经的你痛得死去活来，也不会让血液残留在宫腔，只是会让你有些许不适而已。要记住，冷食我们任何时候都要少吃。如果喝完冷饮感觉腹部不适，可以用热敷来缓解它。

多喝热水?

每次肚子疼,男朋友都只会笨笨地表示"多喝热水",惹得小纠结抛去白眼无数。可是,手握装满热水的杯子,一口一口喝下去,真的感觉缓解了不少,这种舒服是热水带来的错觉吗?

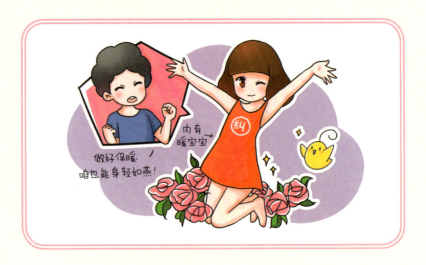

痛经的一个重要原因,就是子宫供血不足引发的供氧不足,从而子宫收缩导致痛经加剧。前文讲过,在前列腺素的刺激下,我们的子宫会缩在一起,正是因为它把血液都挤压了出去,进而引起了子宫血液供应不足的症状。

这个时候,热敷是见效最快的。它会让我们宫腔的血管重新扩张起来,血液循环速度也随之加快。打个比方,天气冷了,我们表皮的毛细血管会收缩,减少血液循环,防止散热。受热后,这些血管则会散热扩张,血液的流通速度就快了。所以说,热敷、喝热水以及各种保暖措施,都是切实有效的。

对了,虽然暖宝宝贴在小腹可以暖宫、贴在后腰可以暖肾,但是一定要贴在贴身衣物外面,不要直接接触皮肤,以免烫伤哦。

经期不能洗头洗澡？

经期洗头致癌什么的都是谣言啦，只要满足以下条件完全可以洗：

1. 避开量大的两天；
2. 一定要用热水洗，洗澡要淋浴；
3. 速战速决，以免着凉；
4. 洗完后立即擦干，头发热风吹干。

受凉可能会造成姨妈量减少，严重受凉则会刺激子宫剧烈收缩而痛经。

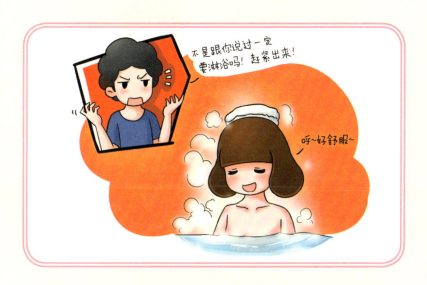

往深了说，这是一种"触碰禁忌"的演化。世界上许多地方都把月经血看作不洁的东西，给经期的女性制定了一套不可以触犯的禁令。这些禁忌其实都很荒诞，而一些不明真相的人又在其中加入了某些"医学原理"，让它看上去好像很"正确"。比如中医认为"血遇热则行，遇冷则凝"，并建议女性经期禁止碰凉水，因为它会使血管收缩，加重痛经程度，这是正确的。但一些说法却将它夸张成"触碰了凉水后，经血会因此冻结，并且残存在子宫中，导致各种癌症"，这就有点耸人听闻了。

是药三分毒？

如果痛经总是给你带来烦恼，你还可以选择吃止疼药和短效避孕药两种方法。短效避孕药我们会在后面的第五章展开，这里重点讲止疼约的吃法。

在各种医学书里，都推荐女性服用非甾体类止疼药，也就是我们常说的布洛芬、酮洛芬、双氯芬酸、甲芬那酸、萘普生以及阿司匹林这些药物啦。它们能使前列腺素的分泌量下降，从而达到减缓痛经的效果。

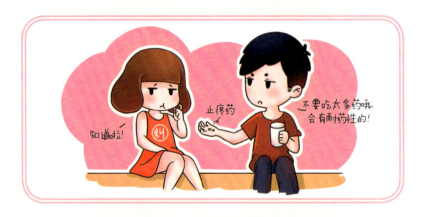

2005年，加拿大妇产科医师学会（SOGC）发布了一份治疗指南，这份指南把非甾体类止疼药列为治疗痛经的首选。只需在痛经当时服药，通常1~2小时就能起效。不过建议与食物一同服用，减轻对胃的刺激。服药期间增加水分的摄入，可以减轻对肾的副作用哟（副作用通常也很小）。

因为只是在痛到难以忍受的时候服用（1个月也就一两片），加上药物本身没有成瘾性，代谢也快，所以不用担心"是药三分毒"的问题哦。

要注意的是，服药前最好去问问医生的意见。如果不想服药的话，就用土方法——把暖宝宝放在腹部，洗个热水澡，总之就是要注意保暖啦！

另外，同一个人未必每次的痛经类型都一样，同一个人也可能身兼多种类型的痛经，所以还是要提一下我们的老生常谈：作息规律、三餐定时、营养均衡、情绪稳定、定期运动，缺一不可哟。

大姨吗小知识

例假来的前三天服用维生素E能缓解痛经，因为维生素E也能抑制前列腺素的合成。富含维生素E的食物有玉米、芝麻、豆、蛋、奶等。医学上暂时没发现传说中的月见草油对痛经有改善作用。

第六话
终极降魔十八掌

痛经的时候,别人都左手红糖水、右手大红枣,恨不得用暖宝宝围着腰贴一圈儿,你却可以靠点穴来止痛:纤纤玉指悠悠一伸,使出终极降魔十八掌,便可消灭痛经大魔王于无形。实在是太酷了有木有!

1. 天枢穴

天枢可是个好穴位,痛经时按摩可以缓解,平时按摩还可以调经、通便减肥呢!

以双手食指、中指、无名指指腹用力揉按1分钟,力道适中,感觉微痛即可。

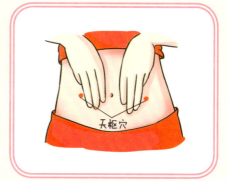

2. 次髎穴

这是痛经要穴,也是防治和诊断妇科病的重要穴位。只要有妇科问题,不论问题是出自子宫、卵巢还是附件,点按此穴都会极为敏感。如果经常按摩此穴,可以使此处的疼痛逐渐减轻。因为位置在后腰上,自己不便操作的可以请男友或闺蜜来帮忙。

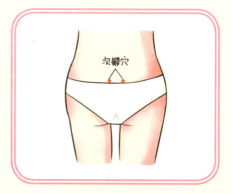

3. 血海穴

坐在椅子上，将腿绷直，在膝盖内侧会出现一个凹陷的地方，在凹陷的上方有一块隆起的肌肉，肌肉的顶端就是血海穴。两个拇指交叠按压左腿的血海穴，大概2分钟就会见效，适合痛经时血色深而且血量少的妹子。

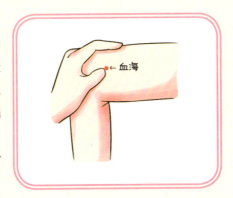

4. 三阴交

经常按摩三阴交穴位不仅可以缓解痛经，还有调肝补肾、安神助眠的功效。

四指并拢，小指位于内侧脚踝上缘，食指和胫骨相交处的凹陷就是三阴交。用拇指指腹垂直按压，左右腿两个穴位交替按，力道适中各1分钟。不要因为疼痛而放弃，长期坚持才有效果。

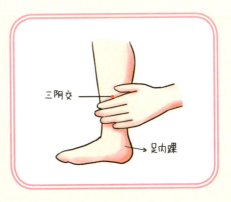

5. 太冲穴

从脚背的拇趾和次趾结合处向上,找到一个凹陷处就是太冲穴了。按摩时食指和中指并拢,用指尖垂直向下用力揉直到酸痛,2~5分钟即可。

这个穴位适合用来缓解量少而且血色深的痛经,按摩调理肝气克服血瘀!平时没事儿多按太冲穴还能疏肝理气、预防痘痘哦!

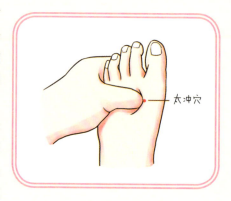

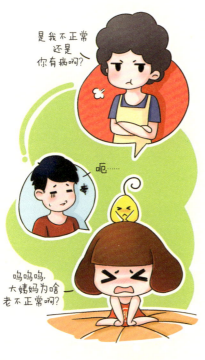
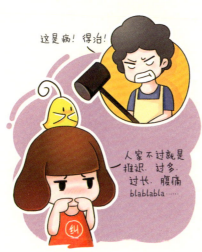
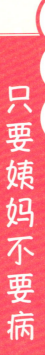

第四章 只要姨妈不要病

第一话
不要忽视姨妈的警告！

姨妈提前

大姨妈比预计拜访的时间提前了 1~7 天是正常的，不需要担心。因为大姨妈是受激素影响的，而激素一不小心就会波动，比如喝了一点儿咖啡、浓茶、热巧克力，你大姨妈可能就来了。

不正常的大姨妈提前情况是这样子的：

1. 月经提前 7 天以上，连续两个周期以上者（偶尔有一次月经提前超过 7 天以上也不用太在意）。量少、出血时间持续 1~7 天不等，则可能是排卵期出血（而不是大姨妈），多是由于情绪波动、熬夜、身体虚弱、饮食、环境、内分泌导致的，偶尔一次没问题；

2. 如果反复出现周期小于 20 天的出血，一定要去医院，这不是小问题，可能是功能失调性子宫出血。听起来很可怕对不对？别紧张，不要讳疾忌医，及时去医院就诊就好！

如果是第一种情况，或者第二种情况去医院检查没事，那么就还是生活习惯和情绪管理的问题，只要注意，下次就不会提前了~

顺便说一下月经之外的异常出血：除了排卵期出血，还有可能是妇科检查后的少量出血、口服避孕药后的出血。如果这些你都没有做过，那可能是由子宫内膜不规则脱落引起的，是黄体功能欠佳的表现。注意！如果你已经开始备孕，但仍频繁出现这类棕褐色点滴出血，就应当向医生求助了，否则可能会有不孕、习惯性流产等问题。

当然，性生活也会引起不规律出血。如果你正在经历腹痛、白带异常、发烧、发冷、排尿时疼痛、性生活时疼痛，而它们又都伴随着异常出血现象，那就是患病了（比如盆腔感染、宫颈病变），不要害羞或紧张，及时救治才是爱自己的表现哦。

姨妈迟到

大姨妈 2 个月才来一次？呵呵，别高兴得太早，月经周期大于 40 天就要引起足够重视了。

1. 周期在 40 天以上，但是一直很稳定——一般不需要担心，最好去医院检查一下 B 超和激素，这两项都没问题的话就顺其自然，不需要采取什么措施催血。

2. 姨妈延后 7 天以上，甚至 3~5 个月一次，而且连续几次都是如此，那么必须重视起来！尤其是最近体重有明显变化、情绪波动大、压力过大、熬夜过多、三餐不规律的，一定要改掉这些不良的生活习惯，并抽时间去医院咨询医生，看是否可能是多囊卵巢综合征等问题。

3. 节食的姑娘，尤其是每日热量摄入特别低的姑娘，一旦经期推迟太久就赶紧恢复饮食，最好去医院看看，因为节食而闭经几个月甚至几年都养不回来的大有人在，一定别面黄肌瘦地怪自己失去姨妈的宠爱……

另外，如果近期有过性行为（不只是亲亲抱抱的那种）而大姨妈又忽然推迟了 2 周左右还没来看你，请火速去药店购买验孕棒或去医院检测，baby 光顾了你的子宫，大姨妈自然不会来了……

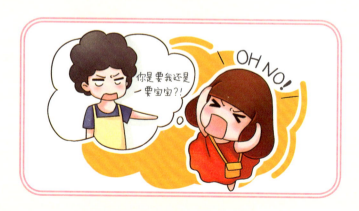

血量太少

理论上来说，每次大姨妈的总出血量少于 20 毫升就属于过少，需要去医院检查的情况有：

1. 从第一次来姨妈开始就一直量少，18 岁以后量也没有变多过；
2. 姨妈量一直正常，突然有一次变得量少，而且再也没有恢复正常血量。

如果出现上述情况，可能是子宫发育不良、子宫内膜结核、子宫内膜炎、卵巢早衰……是不是好可怕？所以，拜托你去医院！如果量少是偶然情况，或者去医院检查没问题，那就恭喜你啦，非病理性的量少确实没必要治疗。

血量太多

经常性的血量过多可能是功能失调性子宫出血、子宫内膜异位症、子宫肌瘤、子宫内膜息肉、子宫内膜病变等听起来很可怕实际上也很可怕的疾病，所以，及时去医院才是正确的选择。

闭经

闭经分为两种——原发性闭经和继发性闭经。原发性闭经是指年满 16 岁或第二性征已发育成熟 2 年以上却从来没有来过月经。常见原因有先天发育畸形（无阴道、无子宫或子宫发育不良等）、性腺发育不良等。出现原发性闭经，一定要去正规医院进行诊治。

继发性闭经是指之前有过规律的月经周期，但突然停止行经达 3 个周期以上。出现继发性闭经，首先要排除怀孕的可能性，没怀孕也要尽早去医院，常见的原因是人流或其他原因刮宫，破坏了子宫内膜基底层，或感染造成宫腔粘连、子宫内膜结核等。如果以前患过结核、甲亢、慢性肝炎等慢性疾病，则闭经有可能是由这些疾病引起的。别为了省点儿姨妈巾高兴，赶紧去妇科挂个号检查一下吧。

大姨吗小数据

《中国女性生理健康白皮书》调查发现,约 40% 的女性存在月经不调或闭经症状。

经期延长

经期延长是指大姨妈经常待了 7 天以上都不走,甚至半个月都淋漓不断的情况。不过,偶尔延长个一两天是正常的,诱因通常是熬夜、受凉或者吃太多营养过剩……

如果经常出现姨妈赖着不走、血量总体偏多、周期也有点儿紊乱,最好还是去医院。长期流下去可能会引起贫血或是影响怀孕。同时,情绪不要太过激动(尤其是暴怒、思虑过多),也要克制自己,减少爱爱,不要透支太多体力,以免身体更虚。千万不要为了催姨妈赶紧走而吃过多的冷饮、剧烈跑跳,这些区区小技是制服不了姨妈她老人家的。

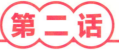

第二话
可能遇到的姨妈病

功能性子宫出血

调节我们生殖系统的性腺轴（下丘脑→垂体→卵巢→子宫→阴道）失常了，子宫就会异常出血，这就是功能性子宫出血（简称"功血"），包括排卵型功血和无排卵型功血，不过 85% 都属于后者。

无排卵型功血因为无排卵，故无黄体形成，体内亦无孕酮分泌，通常多发生在处于生育年龄的女性身上，所以尤其需要我们注意。

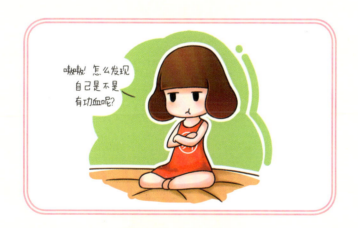

患病特征：

1. 月经异常：

（1）月经过多：周期规律，但经量过多或经期延长；

（2）月经频发：周期规律，但短于 21 日；

（3）子宫不规则出血：月经之外任何时候发生的子宫出血；

（4）月经频多：周期不规律，血量过多。

2. 身体虚弱：头晕、乏力、易疲倦、心慌、气短、浮肿、食欲下降、失眠等。

3. 部分患者会有乳房及外生殖器发育欠佳的情况，或外阴及肛周多毛。

功血常见的并发症主要有贫血、失血性休克、不孕、流产、盆腔炎、闭经。所以有以上问题一定要尽早去医院确诊。还是那句老话，维持规律的生活节奏，同时也要远离生活中的"狗血剧情"，因为情绪波动或精神刺激也是子宫异常出血的诱发要素之一哟。

多囊卵巢综合征

对年轻的女性来说，最容易患上的难孕症就是多囊卵巢综合征了。患病后卵巢外壳坚硬，卵细胞无法成熟，进而使得卵巢内没有发育成熟的卵细胞大量堆积，卵巢壁变得越来越厚，最后导致排卵更加困难的疾病。一般认为这种疾病是由体内促黄体生成素与雄性激素含量过剩导致的，因不能顺利排卵而导致难孕。

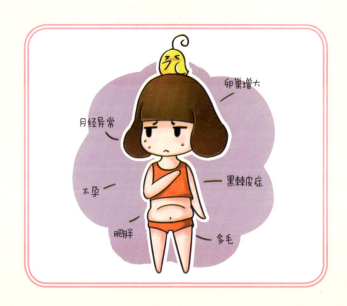

患病特征：

1. 月经异常：月经稀少、闭经。

2. 多毛：发生率可达 69%。上唇、下颌、胸（乳晕周围）、背、小腹正中部、大腿上部两侧及肛周的毛毛变粗、增多，同时还会长痤疮、面部皮脂分泌过多、声音低粗、出现喉结等男性化征象。

3. 不孕：由于长期不排卵，患者多有不孕症，有时可有偶发性排卵或流产，发生率高达 74%。

4. 肥胖：BMI ≥ 25 者占患病人数的 30%~60%。肥胖多集中于上身，腰/臀比例大于 0.85。多自青春期开始，随年龄增长而逐渐加重。

5. 黑棘皮症：阴唇、颈背部、腋下、乳房下和腹股沟等处皮肤褶皱部位出现灰褐色色素沉着，往往有一定对称性。

6. 卵巢多囊样改变：少数病人可通过一般妇科检查触及增大、质地坚韧的卵巢，大多需 B 超检查确定。

治疗方法：

除了使用药物、手术进行治疗外，最有效的就是减肥！过胖的多囊卵巢综合征患者（BMI>24）应每天少吃 500 大卡热量的食物，以每月约降 2 千克的安全速度进行减重。对于体重标准或原本不胖的患者，选择食物也应小心，视情况每天补充 500~1500 毫克（mg）钙片和一颗含 400 微克（μg）叶酸的综合维生素，每日喝足 8 杯水；为避免血脂质异常，少吃含饱和脂肪酸与氢化脂肪酸食品，如猪肉、肥肉、奶油、糕饼等。别忘了运动！运动！运动！

子宫内膜异位症

子宫内膜本该长在子宫的内壁上，随着大姨妈的剥落而更新换代。但如果它在剥落的时候，顺着血管黏附在了盆壁、卵巢、输卵管、子宫外、膀胱或者其他位置时，这就是子宫内膜异位症了。

子宫内膜异位症在女性中的发病率是5%~10%。这些长错了地方的子宫内膜依然保持着原本的习俗,在新的"家园"里每个月按时增生和流血,但这里的血液并没有流出的道路,所以它们聚集在一起就容易引发盆腔炎症,同时导致强烈的痛经。甚至还有流经到肺部的子宫内膜,于是有些姑娘的大姨妈除了走正常路线,还会"咳"出来一部分。

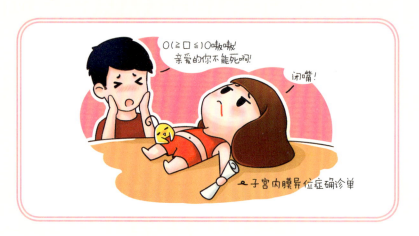

大姨吗小知识

子宫内膜异位症多发于卵巢、输卵管、直肠等处。发生在卵巢的叫巧克力囊肿。内膜组织进入子宫肌肉层内的,叫子宫腺肌症。子宫内膜还可以"搬家"到更远一些的器官,比如阑尾、肾脏、输尿管甚至肺部。

子宫内膜异位症的症状:

1. 痛经:子宫内膜异位症的痛经和其他痛经是不一样的。这种痛经有逐渐加重的趋势,重到难以忍受,必须卧床休息或用药止痛。疼痛常随着姨妈的到来而加重,在姨妈走后消失。

2. 月经失调：月经量往往增多，经期延长，或者淋漓不尽。

3. 性交疼痛：如果异位的子宫内膜位于直肠子宫窝、直肠阴道隔，会使周围组织肿胀而影响性生活，一般表现为深部性交痛，在月经来潮前性交痛最明显。

4. 不孕：不孕率高达 40%。

5. 其他症状：如肛门坠痛，大便次数增多，经期尿急，尿频，血尿，鼻出血等。它们都是随着月经周期的变化而周期性出现的。

缓解方法：

多吃含有 Ω-3 脂肪酸的鱼（比如秋刀鱼、石斑鱼、带鱼），这种物质能抑制前列腺素的产生，是天然的抗前列腺素良药，多吃有益。

饮食以清淡为主，别吃辛辣、刺激、油腻的食物，避免生冷。

运动可以减少雌激素的含量，延缓子宫内膜异位的生长，也促进体内制造脑内啡（这可是天然的止痛剂哦）。不过病情较重的就必须采取药物或手术治疗，光靠吃吃喝喝是不行的。

顺便提一下子宫腺肌症：子宫腺肌症是子宫内膜组织侵入到子宫肌层内增生而形成的疾病，症状诸如痛经、月经增多。月经期间，由于内膜组织会在肌层内出血，不仅会痛经强烈，还会大量出血。所以，子宫腺肌症比子宫内膜异位症的症状更严重。但无论是哪种，出现问题第一时间都应该寻求医生帮助。

大姨吗小数据

育龄期是子宫内膜异位症高发的年龄段，76% 的患者在 25~45 岁之间，其中生育晚、生育少的女性患病概率明显高于生育多的。

姨妈之外的常见病

盆腔炎

盆腔炎是指盆腔组织（子宫、输卵管、卵巢、盆腔腹膜等部位）受到病原体感染产生的炎症的统称，根据炎症所处的位置又分为：子宫炎（子宫内膜炎、子宫周围炎）、输卵管炎、卵巢炎、盆腔腹膜炎等。

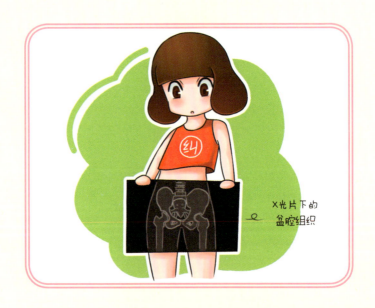

X光片下的盆腔组织

我们的盆腔就像守护整个生殖系统的一堵牢固的墙，把子宫、输卵管、卵巢等内生殖器官围绕保护起来。在正常情况下，阴道和子宫颈口等处，寄生着多种病原体，例如各种细菌。这些病原体在姑娘们体内维持一种奇妙的平衡，当我们身体健康、抵抗力强时，一般是不致病的，相互之间能和平共处。一旦体内平衡系统被破坏，比如工作生活过于劳累、生病感冒、情绪紧张、压力过大、饮食营养失调……病原体就会侵占身体，我们就会生病了。如果病原体是由外部带入，也会引起感染。例如人流手术时消毒不严格、姨妈期间进行了不安全的爱爱行为、不注意私处卫生、滥交或有不洁性生活等，也会将各种病原体带入阴道，通过子宫颈口进入子宫、输卵管而到达盆腔内，引起这些器官发炎。

大姨吗小知识

盆腔炎症虽然是常见的妇科炎症，但是因为这些盆腔组织在结构上相邻相近，一旦有炎症通常都会互相影响且容易反复发作，有25%的可能会产生一系列后遗症，如组织粘连、增生，严重的会引起输卵管阻塞或者不孕。

盆腔炎分为急性的和慢性的：

急性盆腔炎的发病症状比较明显：小腹坠胀，一按就痛，并伴有发热、白带多，容易发现也能及时进行治疗。子宫内膜异位症、卵巢破裂甚至急性阑尾炎都会出现急性腹痛，妹子们自己不能辨别，所以腹痛严重一定要紧急就医。

慢性盆腔炎平时症状不太明显，通常表现为下腹及腰部不适、低热、疲劳、神经衰弱、失眠等。但是在月经前后、过度劳累或爱爱后，会出现小腹坠痛及腰痛加重的情况。这个症状和痛经类似，妇科医生都会结合其他方法来诊断是否是盆腔炎。

慢性炎症一般是在急性期得不到及时治疗或治疗不彻底形成的，也有一部分不经过急性期，直接形成慢性炎症的。

大姨吗小知识

盆腔炎性疾病和性活动有关，尤其是经期有性生活、性伴多、性生活开始过早、过频以及伴侣有性传播疾病等，都容易造成盆腔炎症。

有了盆腔炎，该怎么办呢？

抗生素可以起到减轻急性期炎症的作用。慢性盆腔炎一般都要采用综合治疗，结合中医汤药和理疗来改善。

1. 如果没有检查出盆腔炎却有盆腔积液，且没有任何症状，是不需要治疗的。

2. 从有性生活开始，姑娘们就要养成每年定期做妇科体检的习惯。

3. 盆腔炎治疗通常以抗炎、抗感染治疗为主，一般不需要手术（除非有明显的粘连影响怀孕）。

4. 备孕的准妈妈要提前检查妇科，避免因妇科炎症影响生育功能。

5. 做妇科手术时保持"小妹妹"清洁，手术前三天不要爱爱；手术后用温热水勤洗，及时更换衬垫及内裤，手术后 2~3 周不要爱爱啦。

6. 盆腔炎症在中医上属于湿热引起的带下病及痛经，日常饮食上要少吃油腻肥厚的食物，可以选择山药、薏米、红豆、莲藕、金针菇、龟苓膏、菊花茶等清热祛湿的食物哦。

7. 注意"小妹妹"的日常清洁，尤其是姨妈期间、怀孕期间、分娩期和月子期间卫生，预防急性盆腔炎感染。

8. 彻底治疗急性盆腔炎，防止转为慢性盆腔炎。

卵巢囊肿

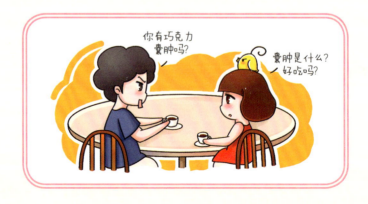

卵巢囊肿比上面几种要"温和"一些，病情发展得比较慢，随着囊肿的缓慢增大，常有月经紊乱、腹胀腹痛等表现，囊肿稍大时会压迫膀胱，出现尿频的症状。其中巧克力囊肿是最常见的卵巢囊肿，特征性表现为加重的痛经、性交痛、不孕以及月经失调。卵巢是卵子发育、成熟、排出的场所，若卵巢遭到破坏，卵子发育、成熟、排出就有障碍，就会降低怀孕概率。

卵巢囊肿是常见的妇科病，早期无明显症状，后期做其他检查时才会发现异常。卵巢囊肿在各年龄段均会发病，但以 20~50 岁的生育期女性最为多见。以前不痛经的开始出现痛经或痛经持续加剧、以前规律的月经变得没有规律了，这个可能是囊肿早期的信号哟，不要大意。如果出现月经紊乱、腰腹围增粗、腹内肿胀、压迫性腹痛、呕吐恶心等症状，有些妹子单纯地以为可能只是月经不调、怀孕或单纯腹痛，却在进行妇科检查或 B 超查体时偶然发现是卵巢囊肿。

预防卵巢囊肿的几句忠言：

1. 改变不健康的饮食结构！改掉晚睡晚起的坏习惯！少吃甚至慎吃减肥药、保养品或其他拥有"神奇"功效的食物！入口的东西都不谨慎，在宫斗戏里你能活几集？

2. 女孩子任何时候都要注意保暖！别贪凉！保持身体气血通畅！

3. 别久坐！久坐加上缺乏运动，很容易导致气血循环障碍，影响盆腔健康。最好每活动 40 分钟休息 5 分钟。每天花 30 分钟的时间做腹式呼吸，腹壁肌肉的舒缩对子宫、卵巢有"按摩"的效果哦。

4. 保持好心情。卵巢囊肿发病原因虽然与多种因素有关，但中医认为七情损伤也是原因之一。

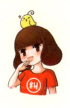

好心情可比几千块的"卵巢保养"有用多了！

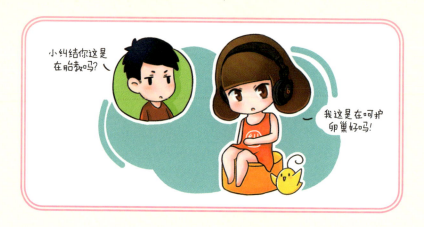

子宫肌瘤

子宫肌瘤听着怪吓人,但它却是良性肿瘤,主要是由子宫平滑肌细胞增生而成。但危险之处在于,多数患者无症状,仅在盆腔检查或超声检查时才偶然发现,所以说定期妇科检查多么重要啊!

有的肌瘤会改变子宫腔的形态,或者阻碍受精卵的着床,或者长在子宫角处,压迫输卵管进入子宫的开口而妨碍上行的精子进入输卵管,这些都会造成女性不孕症。

不过子宫肌瘤也不是"无迹可寻",如果经常月经量增多、经期延长或周期缩短、下腹坠胀、腰背酸痛、产生血性或脓性白带(大约占20%,近80%的患者无症状)时,建议尽快去检查是否有子宫肌瘤。

 大姨吗小知识

宫颈糜烂是正常的生理表现,不需要治疗。前几十年甚至目前还有一些医院在用手术治疗宫颈糜烂。这么做的要么是知识落伍要么是"坑人"。宫颈糜烂不会影响怀孕,也不会导致宫颈癌。

第三话 必须保证的妇科检查

妇科常规检查

有时候没异常没症状不一定就代表我们绝对没病,所以再强调一次,定期的妇科检查是必须的!凡是有过性行为的每年都要检查一次,当然大部分女孩子都没有这个意识,于是常常出现肿瘤好大了只能动手术、意外怀孕没发现而错过了流产时机之类让人又着急又后悔的事情。

其实完全没必要耽误自己,妇科常规检查不贵,过程也比较简单,通常包括对外阴、阴道、宫颈以及子宫的大小、形态、位置以及输卵管、卵巢的检查等。虽然会有脱衣服或被医生"手工"检查的过程,但咱们都是新时代女性啦!健康第一位,遇到妇科男医生也要真实反映自己的妇科状况,没啥大不了的。

在妇科检查中,医生常常会让你做白带检查,取一些私处分泌物,可以针对霉菌、滴虫、阴道清洁度及细菌性阴道病进行化验和分析,也建议有性生活的女性每年做一次。

大姨吗小知识

宫颈刮片是医生常用来帮我们筛查子宫颈癌最简便有效的方法,对宫颈癌的检出率接近100%,同时还能发现部分癌前病变等。建议还没有性生活之前接种HPV疫苗预防宫颈癌;有过性生活、20岁以上的女性每3年检查1次。HPV阳性的每年需复查1次。

先别着急跑去做,妇科检查也不是一拍脑袋想去就去的:

1. 检查时间应避开经期,且最好选择月经结束到排卵日之前的这段时间接受检查。

2. 检查前24小时不要阴道灌洗,因为灌洗会把病原体冲洗掉,并破坏正常的阴道菌群平衡。

3. 不要使用任何阴道药物,任何治疗阴道感染的药剂或者润滑剂等都会影响化验样本,覆盖异常细胞,影响检查结果。

4. 妇科检查的前一天晚上不要同房,因为男方的精液和安全套上的杀精剂都可能出现在第二天的化验样本中,干扰医生的判断。

性激素六项

我们女性的性激素主要包括雌激素与孕激素,对应的检查叫作性激素六项检查,经过"经带胎产"(即月经、白带、怀孕、分娩及产后)四个阶段的女人,肯定也必须知道这几项影响女人一生的激素:促卵泡生成素(FSH)、促黄体生成素(LH)、雌二醇(E_2)、孕酮(P)、睾酮(T)、催乳素(PRL)。

需要做此项检查的姑娘,请根据以下情况尽快去医院排队:16岁以上,月经紊乱(如月经周期过短低于20天或月经周期过长超过50天的);月经量多;长期备孕,一直未怀孕;40岁以上,月经期短,怀疑是否卵巢功能衰退或进入更年期。

中药滋补品的原药材常规用量通常是每日3~15克,如需经常服用一些富含雌、雄激素的滋补品或药物,最好先咨询专业医生或药师。一些滋补品如雪蛤、蜂王浆、羊胎素、紫河车、蛤蚧、海马、冬虫夏草、鹿茸、人参等,如果超出常规用量,最好隔半年检查下激素水平,避免过高的激素水平诱发子宫肌瘤、子宫内膜癌、乳腺癌。

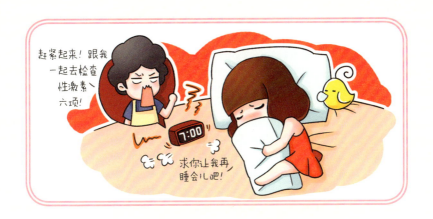

性激素六项的检查注意事项：

1. 月经任何时间检查性激素都可以，每个时段的正常值不同。但是要了解基础性激素水平，一般要选择月经第 2~5 天检查，第 3 天测定最好。不孕不育或月经不调、闭经的女性，可在任何时间检查。通常都选当天上午 9 点左右进行检查。

2. 性激素检查方式是静脉采血，建议空腹，最好在抽血前 8 个小时内禁食禁水。

3. 排卵后 6~7 天通过查孕激素，可以了解黄体功能；

4. 月经停止后至排卵日前查雌二醇，可反映卵泡发育情况；

5. 检查前一个月最好不用性激素类的药物。

妇科 B 超

B 超听起来好像有很多辐射、危害性，但其实它无痛、无创伤，是最让人放松的一项检查啦。妇科 B 超检查的目的主要是检查有无子宫肿瘤、子宫内膜异位、子宫畸形、卵巢肿物、盆腔内炎性肿块或脓肿等，包括常规超声和经阴道超声、经腹超声等。

常规超声这种方法最常见，是将 B 超探头放在下腹部观察盆腔内，重点检查子宫、附件及盆腔的情况。在检查前半小时至一小时需要饮水 1000 毫升左右，并且要憋尿憋到最大的限度。因为只有膀胱充盈到一定程度，才能将子宫从盆腔深处挤到下腹部，用 B 超观察到子宫及卵巢。所以最好随身携带水瓶及时补充。

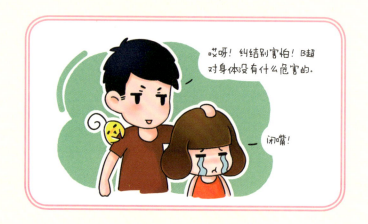

经阴道超声是在超声机上加一个探头，套上薄膜，由医生或患者自己将探头伸入阴道进行检查，重点检查宫颈和子宫内膜。

这种方法不需要憋尿，且由于接近子宫和卵巢，图像清晰分辨率高，检查结果较准确。但这项检查不适合阴道有出血者，如月经期、阴道不规则出血的人，也不适合有传染病者，如阴道炎、性病。其他宫颈、阴道、外阴疾病者也要谨慎选用，防止感染和出血。

第四话
日常如何爱护"小妹妹"？

你会正确擦"小妹妹"吗？

问个私密的问题：你擦私处都是从前往后擦，还是从后往前擦呢？如果你是从后往前擦，哼哼，给我回去重擦！否则得病了只能怪自己！

如果经常从后往前擦，很容易把肛门周边的细菌带回到阴道口，从而引发细菌感染。因为便便内有很多致病菌，例如：大肠杆菌、厌氧杆菌、葡萄球菌等。你确定你要带领这些细菌军团进攻小妹妹的"宫殿"吗？那种或痒或痛的难受劲儿，劝你还是不要轻易尝试了。

想要做到私处清洁，最好的方式是先用清水冲洗再擦干。如果你家的马桶自带洗屁屁装置那就太好了，但毕竟不是家家户户都会安装这种设备，所以我们坚持从前往后的擦拭方法是十分必要的。

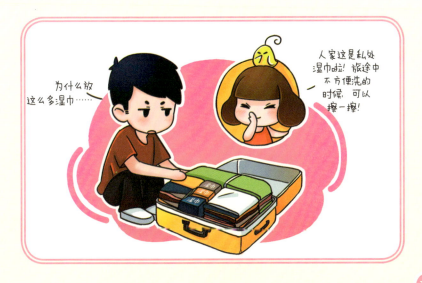

"小妹妹"的洗护法

想要保养私处,就要先知道它适合什么样的清洁用品。私处 pH 值大概在 3.8~4.4,这种酸性环境是人体自我保护的一道天然屏障,可阻挡细菌的入侵,大大减少了女性患尿道炎、阴道炎的概率。所以,不要再用肥皂或沐浴露来清洁脆弱的"她"!肥皂属于碱性,它会中和私处的酸性环境,为细菌军团打开紧锁的城门,使它们可以在阴道内繁殖生长。也不要道听途说加一些醋、盐、苏打等奇奇怪怪的东西,那跟白醋敷脸一样成事不足败事有余啊!

所以,只有用专门的私处护理液,每天配合流动的清水清洁外阴,并注意保持干燥清洁,私处才不会被"内外夹击"哟。不透气、勒断气的牛仔紧身裤也别穿了,私处一定要尽量保持通风,防止霉菌滋生!

大姨妈来的时候,一定要定期更换姨妈巾。尤其量大的妹子们,一定要定时 2~3 小时更换一次,防止细菌滋生。并且每次都要擦干净,包括残留在毛毛上的经血。洗完澡的时候,记得把私处擦干再贴上姨妈巾,如果私处还湿答答的就罩上了,也容易滋生细菌或霉菌。

另外,爱爱前后也都需要清洗私处,可别欲火焚身、做完就睡!爱爱前需要清洁,是因为私处长时间被"封闭"的味道和分泌物可能会影响情趣,另外也是给不爱干净的男生的一种暗示:我可是个有洁癖的人哦,太脏了我可接受不了噢!咳咳,这么说是因为大部分女性的妇科问题还是与男方不爱干净有关……你懂的!另外,精液的 pH 值在 7.2~7.8 左右,会让私处偏向碱性而容易滋生细菌,所以爱爱后也一定要洗干净私处,防止细菌感染。

顺便再啰唆一句,如果发现男方性器官不太"正常",出于保护自己,无论是男友还是老公,都最好不要与之继续性生活,果断去医院检查治疗才是要紧事儿!

你的内裤也需要呵护

用酒精、醋来洗内裤的诡异方法就不说了,咱就讲讲洗内裤的正确方式:用内衣专用肥皂/洗护液搓洗干净,热水烫过并在太阳光下晒干。尽量避免晾晒在空气污染的室外。晒干后不要晾在外面太久,及时收纳,存放在阴凉干燥处。内裤有明显污渍清洗不掉,或已经穿了3个月,果断更换。没错,为了自己的健康必须做到"喜新厌旧"!

另外,千万千万不要跟其他衣物(尤其是袜子)一起洗,内裤是直接与阴道口接触的贴身衣物,而外衣上其实沾上了许多细菌。即便用热水清洗,也很难把细菌都消灭。所以一定不要偷懒,该单独洗的必须要分开!

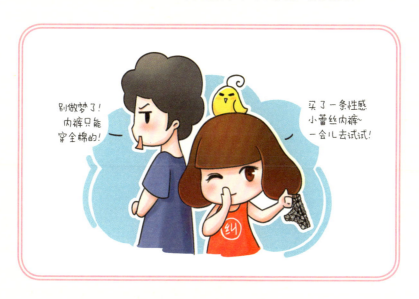

买内裤的时候一定要挑选有独立包装、正规厂家的纯棉内裤,不要贪图便宜或新鲜感而购买人工材质制成的花哨内裤,不透气还容易让你过敏,省这点儿钱都不够挂号费!所以妹子们一旦发现内裤不合身、穿着不舒服,果断抛弃!别等到引起细菌滋生、阴道炎反复甚至私处肿块,害得自己总要偷偷搔痒,才后悔没有对自己的内裤多一点点关爱。

第五章 避孕不再羞羞哒

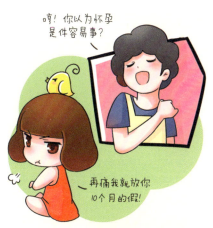

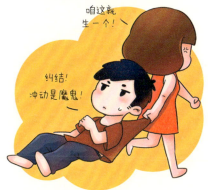

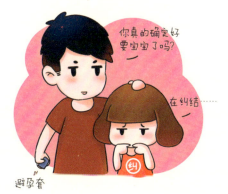

第一话
避孕误区大盘点

姑娘们都上过生物课吧？花的雄蕊花粉落到雌蕊上，经历了一段时间的孕育后就有了果实。人怀孕也是一样：男方的精子进入女方的阴道并与卵子结合后，女方就会怀孕。注意！只要男方生殖器（阴茎）中的精子（一种乳白色的黏液）进入女方的阴道中甚至边缘，就有可能怀孕。所以，认为只要不射进去或者错开排卵期就不会怀孕的想法简直大错特错！不要心存侥幸啦，还是快来学习一下哪些避孕方法容易让你"中枪"吧。

体外射精太危险

体外射精是指在男方爱爱接近高潮、即将射精的瞬间，人为中断性交（拔

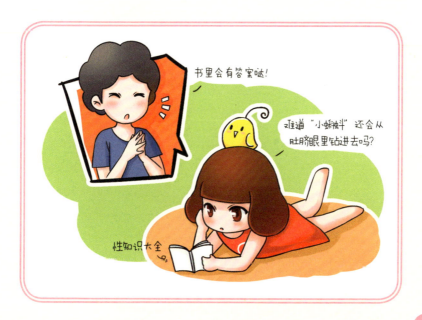

出阴茎），在女方阴道外排出精液的做法。

这个方法的危险之处在于：

1. 每次射精前，男方会先分泌出前列腺液（其次才是精液），而前列腺液中已经含有少量精子。

2. 你确定他每次都能 100% 把握好射精的时间？

另外，因为担心意外怀孕而造成的精神长期高度紧张、焦虑，会使性兴奋（特别是性高潮）的体验受影响。长此下去，可能会影响你们之间的"性福"，甚至造成性冷淡……而男方在最爽最忘我的情况下还需要保持理性、赶快拔出射精，这么不人道的做法可能会导致大脑皮层和射精中枢的功能发生障碍。久而久之，也容易造成功能性不射精症，发生早泄和勃起功能障碍。

所以无论是出于避孕还是两性健康、和谐的考虑，最好还是不要体外射精啦。

同理，半路戴套（两人在性器官接触一段时间后，才开始着急忙慌地戴套）也十分不可取。有一些人认为只要不插入阴道，光在"外面"蹭蹭，也不会怀孕，这也是无知者无畏的表现。目前已经有很多因以上边缘性行为怀孕的处女"圣母玛利亚"了，所以最好不要"以身试孕"，小心"中弹"哦！

"安全期"不带套都是耍流氓

"安全期"是指女性生理周期中排除掉排卵期和月经期的其他时间段，通常有"前七后八"（大姨妈来前的 7 天和走后的 8 天）和"前三后四"两种说法。这种方法对于月经 28 天且次次稳定、内分泌极其正常、排卵极其规律的姑娘来说，兴许有给男友省套套钱的优势。但如果你认为自己不是个准时准点的排卵机器人，就请尽快给男友洗脑，"安全期"不戴套都是耍流氓！

我们前面讲到，精子、卵子都有一定的存活时间。所以即便理论上的排卵期已经过去了，精子、卵子也很有可能在死亡前的最后时刻邂逅，你

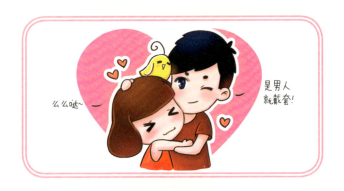

拦都拦不住。

当然了,对于没用过排卵试纸,也没做过卵泡监测的萌妹子而言,真正的排卵都不知道是啥时候呢,怎么会知道确切的"安全期"?更何况一点情绪上的波动都可能让排卵推迟,这个时候啪啪啪,很可能一个高潮卵子就当成是想受孕的暗示,一个猛子就与精子飞蛾扑火地结合了。

有姑娘问了:"经期第一天或最后一天爱爱,大姨妈总不会让我怀孕吧?"也不一定。这还是要看周期长短和内分泌水平。对于月经周期非常短的女性来说,卵子成熟并排出的速度是极快的,所以她们并没有绝对安全的"安全期"。更何况流血了还爱爱是怎样的一种怪癖啊!STOP!

那些道听途说的避孕误区

避孕误区1:偶尔一次没关系

有时候命运就是这样不公平,有些人努力想要一个小宝宝未必能得到,有些人偶尔一次"冒险"却可能开花结果,所以千万不要抱有任何的侥幸心理。健康的精子与卵子在恰当的时间和地点一旦相遇便意味着一个新生命的诞生,而如果出现了非常危险的宫外孕、畸形的新生儿,那可真是连半条命都要搭进去了,可见每一次爱爱都不能马虎,要么就承受得起,要么就做好防范!

避孕误区2：月经期就是安全期

许多人都以为女性处在月经周期就不会怀孕，呵呵，怎么可能？在经期怀孕的例子也不少！而且更重要的是，月经期间由于子宫处于血管痉挛、血肿形成期，子宫内膜的组织呈坏死、剥落的状态，故在此时做羞羞的事容易导致继发感染、出血等情况的发生。所以出于对自己的爱护和负责，请在此期间避免爱爱！

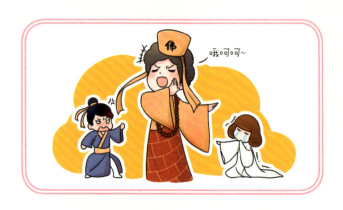

避孕误区3：哺乳期也是安全期

哺乳期并不是天然避孕期，女性有"排卵在先，月经在后"的特点，所以即使是在哺乳期间，也是要注意避孕的。特别是每天哺乳较少或哺乳期半年内乳汁稀薄、乳量不足或哺乳期超过半年的新妈妈们一定要注意避孕。相当比例的女性就在哺乳期间莫名受孕，不仅影响了哺乳，更可能因为身体尚未恢复而面临人流的危险局面。

避孕误区4：男方射精后再进行性行为就没有精子了

精子可不是高潮的时候突然生产出来的。即便刚刚射精过，男人依旧是有成熟精子的！而且数目以万、亿为单位，哪怕偷跑出来一个都可能让我们怀孕……之前提到过"前列腺液也有精子"，所以无论他是否射精，都是极不安全的。如此看来感觉自己没怀上实在是太幸运了对不对！但谁知道自己还会幸运多久呢……选择合适的避孕方法，可以让我们轻松、安全地享受爱爱，想要宝宝时还能有个好身体，避免身体的创伤和遗憾！

第二话
四种安全的避孕方式

万能的避孕套

避孕套又叫作安全套、小雨衣,是一种用天然橡胶或聚亚安酯制成的长条形薄膜。它的发明让我们女性在避免怀孕的同时,也能无惧病菌的侵扰,可以说,如果没有它,女权领袖们可能还会因为停不下来的怀孕而影响健康与事业,也就不会在半个多世纪前轰轰烈烈地发起女权运动,为女性争取到今天的权益了。

现在的避孕套跟以前当然不一样了,它们不仅舒适、轻薄,甚至兼具芬芳的气味、艳丽的色泽,集增加情趣、避孕、养护等多功能于一身,还能阻隔许多通过性交而彼此传染的疾病,比如艾滋病、淋病、梅毒、支原体感染、衣原体感染等,还有防止女性宫颈新生物形成的作用呢。

大姨吗小数据

《美国公共健康》杂志刊登的一项研究发现,性交时坚持使用避孕套的女性,患盆腔炎的可能性比那些偶尔或从来不使用避孕套的女性低一半。正确使用避孕套可使感染艾滋病的概率降低99.9%,感染淋病的概率降低85%。

避孕套的有效避孕率高达97%,不过前提是使用的方法正确。从选择、佩戴一直到用完取下,如果方法错误,就足以让精子有"可乘之机",导致避孕失败哦。首先,像姨妈巾一样,套套也分三六九等,质量参差不齐。

正规品牌的避孕套从选材、制作一直到出厂前都经过了严格的筛选和测试，安全性和避孕功能都更可靠。其次是要选择大小合适的套套。避孕套规格一共分为4种，大号、中号、小号、特小号，我国男性大多适合中号，一般直接买中号就行。避孕套一旦开封，就要及时使用，千万别这时候搞环保，重复利用。另外，过期的避孕套干燥易裂，别用，也尽量别将新套套暴露在空气、阳光下等温热的环境中。使用前小心撕开独立密封的包装袋，别用剪刀、牙齿这类尖锐物，万一戳破还不自知就麻烦啦。

大姨吗小知识

使用后若是觉得太紧或太松，则可以用细线绕勃起后的阴茎中部一圈，然后测量线的长度，得出的即是阴茎周长值，再除以2，然后根据这个计算结果，购买尺寸合适的安全套。

套套的正确使用方法：撕开包装前记得把套套轻轻挤向一侧，避免撕开包装时使套套受损，也要注意避免指甲或戒指对套套的损伤；取出后将套套放置在阴茎末端的龟头上，捏住前端的小泡去除其中的空气（不然容易"爆掉"），紧接着展开套套直至阴茎的末端。然后……就不用我多说啦。

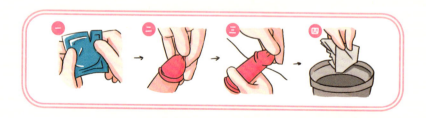

激情性爱过后可别倒头就睡。射精后阴茎尚处于勃起状态时，捏紧避孕套的根部，避免套套中的小蝌蚪"溜"出来，抽出阴茎后将套套取下，

打个结扔进垃圾筒,干净省事。不能冲入马桶,会堵的!

有的姑娘会对精子产生抗体,从而导致精子与卵子排斥而不孕。如果让男方用一段时间的避孕套让女方体内的抗体逐渐消失,再脱去套套,就有可能受孕得子。因此,避孕套反而成了这些人的"促孕套"。而据调查显示,使用避孕套的伴侣,女方宫颈癌的发生率明显减少,这时的避孕套又成了"防癌套"。好处多多吧!

避孕套还可以预防宫外孕。因为避孕套能阻止精子进入阴道,所以不会怀孕,也就不会发生宫外孕。患有输卵管炎、输卵管发育不良或畸形、子宫内膜异位症、子宫发育不良等容易引起宫外孕的女性,采用避孕套避孕比节育环好。孕晚期使用避孕套,还能预防宫内感染及由此引起的早产或新生儿死亡。所以,如果你对避孕套并不过敏,请放心、大胆地使用避孕套,不要谈"套"色变啦!

最近几年还有女性专用的新型避孕套,简而言之就是女性在爱爱前,将这种避孕套塞到阴道内的避孕法,也比较安全,喜欢新花样的姑娘们可以买来尝试一下哦,在国外用的人比较多,但主流上还是男方戴套,(紧急情况下)女方吃药。

深藏功与名的避孕药

避孕药分为短效避孕药、长效避孕药和紧急避孕药。很多姑娘一看到"药"就连连摆手:是药三分毒,会伤身的!这也就是我们为什么优先推荐避孕套的原因。不过如果避孕套影响快感,或是避孕套让你有过敏等不舒服的情况,而你又存在痛经等内分泌问题,避孕药还真的值得你考虑考虑。

我们先来说说短效避孕药:

短效口服避孕药是由雌激素和孕激素配制而成的复方药,通过抑制排卵、改变子宫内膜环境、阻止精子穿透、抗受精卵着床等机制而达到避孕的目的,避孕有效率达 99% 以上,是一种适合健康育龄女性的常规避孕方式。

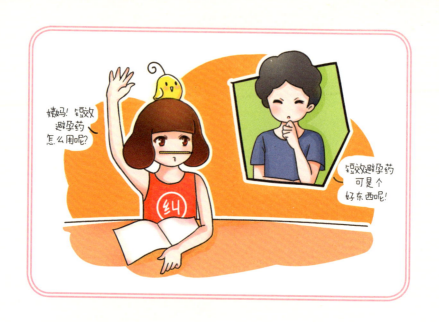

　　短效避孕药需要按周期长期服用，一般每个周期服药21天停药7天，然后接着服用，具体可以参考购买药品的说明书，每种可能略有不同。短效避孕药除了避孕效率高，还可以使生理周期更稳定，减缓痛经，改善暗疮及经前综合征，而且，还不会影响性福的舒适度，真是"百依百顺"呀。

　　许多人认为"是药三分毒"，这其实是把短效避孕药和紧急避孕药混为一谈。大量资料表明，短效避孕药可以降低女性子宫内膜癌和卵巢癌的患病风险，对子宫和卵巢有很好的保护作用。现在正规的妇科医生都比较推荐短效避孕药作为常规避孕方式，因为它的剂量很小，人体很快就能代谢掉，尤其是到现在的第四代短效避孕药，不仅不影响健康，还对女性健康有益。在国外生活过或者经常看美剧的人应该知道，欧美女性是把短效避孕药当作首选避孕方式的。

　　不过短效避孕药需要连续服用21天，不能漏服，漏服超过2颗以上，这一周期的避孕成功率就会大打折扣。所以最好在固定时间服用，并用闹钟或软件提醒自己哦！

　　常见的短效避孕药品牌：优思明、妈富隆、敏定偶、达英-35。

大姨吗小知识

服用短效避孕药引起其他病症的风险其实非常小（就连倒夜班都会增加乳腺癌风险 1.4~1.5 倍呢）。一般建议每服用短效避孕药 3 个月就停药做一次妇科检查，记得告诉医生你在服短效避孕药，以及每年都要做一次全身检查哦。

长效避孕药的服用方法略微有些复杂：初次服药必须服 2 颗，即分别在月经来潮的第 5 天和第 25 天各服 1 颗，以后每月按第二次服药的同一日期服 1 颗。如服短效避孕药改服长效避孕药，可在服完 22 颗短效避孕药的第 2 天午饭后改服长效避孕药 1 颗，以后每月服 1 颗。

大姨吗小知识

长效避孕药有口服的，也有注射的，还有皮下埋植的。避孕的原理都是抑制排卵，抗孕卵着床，比较安全。口服的有甲基炔诺酮、氯地孕酮等，针剂有复方己酸孕酮注射液，皮下埋植剂有左旋甲炔诺酮埋植剂，建议咨询医生选择适合自己的长效避孕方法哦。

长效避孕药跟短效避孕药有什么区别呢？

长效避孕药多由长效雌激素和孕激素复合而成，胃肠道吸收长效雌激素后，储存于脂肪组织内缓慢释放，从而起到长效避孕的作用。长效避孕药一个月只须口服一次，看起来似乎方便很多，但总的来说，不良反应要多于短效避孕药，一般不建议作为常规避孕药使用。所以综合比较下来，还是尽量选择短效避孕药。

大姨吗小知识

不论选择何种避孕药,在服用之前,都要好好看看说明书,遵照说明书的要求服用和保存。只有严格按照要求服药,避孕药才会既管用又不伤身哦!

口服避孕药需根据说明书持续服用,除非有特殊原因,否则不建议擅自反复停药,但这并不会增加不孕的风险。使用口服避孕药后可能会出现月经量减少、少量的点状出血、呕吐、头痛、体重增加/减轻及胸部胀痛。这些症状通常轻微而且短暂,并且会在开始服用后两三个月内逐渐消失。有的女性服用长效避孕药后,经量会增加,经期会延长,还可能引起闭经。这些情况就建议及时问诊啦。

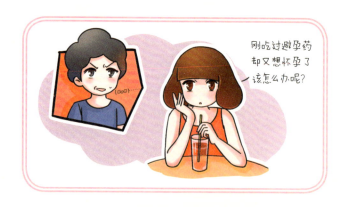

刚吃过避孕药却又想怀孕了该怎么办呢?

医生们还真担心过避孕药的药效在停止服用后是否还会继续作用,不过好在停服避孕药后,身体大多都能恢复正常,不仅精子能够正常着床,且不会有任何的后续影响。如果你服用的是短效避孕药,一般停药后来完月经就可以准备怀孕咯。长效避孕药的话最好停药后先避孕3~6个月。

如果发现自己忘记吃药，或是睡过头，千万要记得在想起的第一时间吃下去，就算要吃两颗也不要紧，因为目前的技术还可以维持一天的避孕疗效，但是如果忘记到第三天，不建议一次吃三颗，还是以吃两颗为佳。那如果忘记一个礼拜呢？这个更简单，就直接不要吃，让月经来，然后直接开始下一次疗程。如果正好有性生活且担心怀孕，那就直接来片紧急避孕药吧。

紧急避孕药是指在无防护性生活或避孕失败后的一段时间内，为了防止怀孕而采用的避孕方法。它仅供事后弥补避孕，而且避孕有效率略低。在国内，紧急避孕药最常见的品牌就是毓婷了。"有毓婷"就真的可以"放心爱"了吗？错，与短效避孕药不同，毓婷是一种非常规的避孕方式，它其实是作为"补救式"的避孕药品出现的。

但如果真的发生了无防护性生活或避孕失败，吃也比不吃好得多，不良反应绝对不会大过人流对身体的伤害。所以假如遇到被迫或其他紧急之中忘记避孕的情况，请一定记得尽快吃一片紧急避孕药，以防万一！

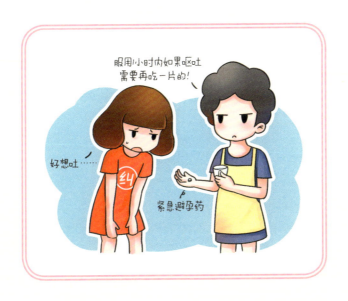

紧急避孕药的副作用主要是影响月经，可能会引起月经不调、月经后延等问题，但由于避孕药的代谢很快，所以原则上对女性没有很大的伤害。如果服用紧急避孕药后阴道少量出血，则属于正常的药物影响，并不是月经来了或月经紊乱了。体质敏感的人可能还会有头晕、恶心想吐等感觉，但也都是暂时的。

因为紧急避孕药的激素含量较高，不到万不得已最好别吃，一个月最多吃1次。想怀孕的话，停药3~6个月后再考虑吧。

口服避孕药不仅能发挥避孕的功效，使用得当还能带来意想不到的好处，只要不是雌激素依赖性肿瘤的高危人群，本身没有乳腺癌、宫颈癌的家族史，口服避孕药就不会增加这些肿瘤的发生率，甚至还可以降低盆腔炎的风险呢。

省时省力的宫内节育器

讲到这里你应该已经了解了，任何避孕措施都尚未达到尽善尽美的地步，宫内节育器（俗称"上环"）也不例外。我国有40%左右的人采用这种方法。虽说上环确实比较安全、有效，但也有可能失败，甚至引起出血、腰酸、腹坠、感染，甚至发生移位、带环怀孕。

顾名思义，宫内节育器就是用惰性材料（如不锈钢、金、银、塑料、尼龙、硅橡胶等）制成的一种避孕器材（形状通常为环状）。不带药的节育器叫惰性宫内节育器，如宫内节育器加上孕激素或铜，可提高避孕效果，称之为带药/活性宫内节育器，通过前列腺素、铜离子或者微量的孕酮来间接干扰子宫内膜细胞的代谢，阻碍子宫内膜与试图着床的受精卵同步发展，导致受精卵没有适宜的内膜来"安家"，只好排出体外了。

放置宫内节育器的手术小、损伤少、省事儿（不锈钢金属环可放15~20年，硅胶、塑料或其他类型的节育环可放置5~7年)，不必天天吃药买套，也不影响女性内分泌和正常月经，取出节育器后还可以正常生育。嗯，这样想来还真不错！

大姨吗小知识

在美国妇产科医师协会（ACOG）2005年的指南里，明确指出宫内节育器可以提供安全、有效、可逆、长期的避孕效果，建议女性使用。2007年，美国疾病控制与预防中心（CDC）和世界卫生组织（WHO）共同建议扩大宫内节育器的使用人群，其中也包括18岁以下有性生活的女性和未产女性。

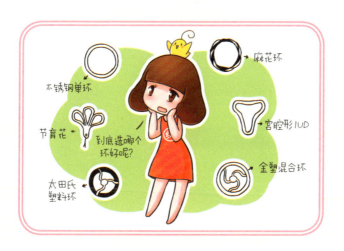

如果已经怀孕（包括怀疑自己有孕），或者三个月内有感染性流产，或者患有急性盆腔炎、感染性子宫内膜炎、未治疗的宫颈炎、恶性肿瘤，以及存在出血问题，或者是已经有环的人，是不能上环的哦。患有急性阴道炎、重度宫颈病变、月经过多或不规则出血、子宫肌瘤、子宫颈口过窄的女性也不宜放环，否则会导致炎症加重、月经量增多等问题呢。

能上且想上避孕环的妹子，请先看完下面几条再去挂号：

1. 上环最好选在月经干净后的3~7天。因为这个时期子宫内膜刚开始形成，怀孕的可能性小，可以避免带孕上环而造成子宫出血或流产。

2. 手术前 3 天及手术后两周内要严禁爱爱，注意阴道卫生，放环后不要洗盆浴，以免造成宫腔感染，但可淋浴或擦浴。

3. 术后应注意休息 1~2 天，一周内不要做重体力劳动及大运动量的活动，5 周内禁下水和跳跃运动（如田径、游泳、跳节奏快的舞蹈）。因为刚放环后宫口较松，环易脱落。

4. 人工流产的同时也可以上环哟。因为这时宫颈口比较松，上环容易，同时可以避免两次手术。

半年内应密切注意月经期或大便时环是否脱落，最好每年到医院进行避孕环 X 线观察一次；如果已经上环 7 个月仍有下腹坠感、腰酸腹痛、阴道出血、经血量超过平常一倍的情况，应找医生诊治，如再不见好转应果断取环，改用其他的避孕措施。

大姨吗小知识

很久以前，沙漠中的古埃及商人靠骆驼运送沉重货物，但母骆驼在长途跋涉中经常由于怀孕而耽误运输。聪明的商人们就想出一个法子：把一些圆滑的石子放进母骆驼的子宫腔内，这样一来它们就不会怀孕了。这就是宫内节育器的雏形啦。

一劳永逸的输卵管结扎

在日本，做结扎手术被认为是解放已婚主妇的方式之一，也使她们对性的满意度远远高过结扎之前。这种方式的原理是把输卵管通道封闭，使卵子无法与精子结合，从而达到避孕的目的。

如果你确定不生孩子想做丁克，结扎是最好的避孕法。结扎不会影响体内性激素水平,它只是堵塞了精卵相遇的通道,因此,完全不必担心它会让女性提前进入更年期。或者,你也可以让老公去做输精管结扎嘛。

假如某天忽然又想要孩子了,没关系,结扎又不是切除了子宫卵巢,怀孕功能是不受影响哒!去医院做个输卵管吻合术就可以了。不过有正常生育愿望的姑娘,尽量还是避免这种动刀的手术,万一手术恢复不好引发输卵管堵塞,可就不好怀孕了。

第三话
避孕同时避免染病

看完上面的避孕部分,有些人可能就脑洞大开了:那是不是我不排卵,就不用避孕了呢?多省钱啊!呵呵,你确定自己没有性病且那些年的男神校草也没有?如果你有一丝丝的犹豫,请成熟地像个大人一样认真考虑避孕这件事,避孕是首要的,避免染病也是重中之重!

性病的传播

有些姑娘可能会说:"我只和一两个男朋友有过性关系,怎么可能会得性病呢?性病不是滥交的人才会得的吗?"对,但也不全对,哪怕你只有一次性行为,只要对方沾染了外面的"花花草草",你也相当于"间接"跟很多人爱爱了,性病毒就这么传播到你身上,多冤啊!所以一定要记住,性行为少并不代表不会得性病。

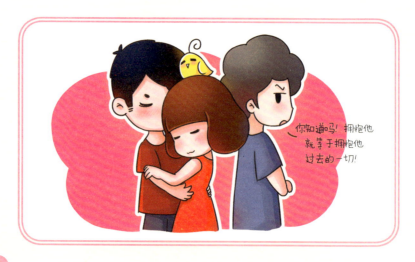

很多女性得性病，多数都是来自另一半的性行为传播。重点是，很多人完全不知道自己得了性病，也压根没往那方面想，只会说最近尿尿疼痛，白带好像突然变多了。或者觉得自己最近很容易感冒发烧，压根没想到这就是性病的症状之一。等拖到很久之后确诊了，就开始抵触治疗，封闭自己，还有的甚至会出于报复心理让其他人感染，于是开始恶性循环……性病是可以预防的，也是可以治疗的，除了爱情以外，性教育也是人生的必修课程。为了防患于未然，我们先一起做好性安全的预防措施，其实没啥麻烦的！

性病的传播一般有 3 个主要途径：

1. 性接触。这个恐怕要占到性病病因的 90% 以上。接吻、爱抚、性交，都属于性接触。

2. 血液传播。即通过血液、血制品进行传播，不仅包括输血，还包括输入血液制品，如球蛋白、红细胞、血小板等。河南的艾滋病村就是因为采血污染导致的 HIV 血液传播。另外，吸毒共用针头也会引起血液传播。

3. 母婴传播。即母亲通过胎盘、哺乳的方式传染给婴幼儿。

看着挺吓人，但其实避孕套就能帮我们隔绝大部分的性传播疾病哦！避孕套不仅可以有效防止 HIV 的传播，也会防止生殖器疱疹、尖锐湿疣、淋病、梅毒等。**注意，如果为了润滑度而在避孕套表面涂上凡士林、润肤液等，将在 5 分钟内减弱避孕套的保护强度。**

大姨吗小知识

避孕套对性病的"隔断"率可达 80% 以上。换句话说：如果安全套质量有问题，或使用方法不正确，加之所接触的性伴侣患有性病或是性病带菌（毒）者，还是有可能染上性病的，并非百分之百的安全。

性病中的五大金刚

A. 野广告中屡屡登场的淋病

常在街头巷尾看到淋病的野广告,感觉好遥远、好吓人啊!淋病还真是比较高发的性病,传染方式当然是性行为,而且传播速度快、感染率很高,感染后3~5天就会发病。即便只接触被患者分泌物污染的衣服、被褥、医疗器械,就可能被间接传染,特别是幼女一定要小心(没错,未成年人也可能得淋病)。新生儿还可能通过患淋病孕妇的产道而被感染,引起淋菌性结膜炎。所以只要有性生活、只要有怀孕的可能,都一定要注意防范性病,也避免传染给下一代。

淋病症状:尿频、尿急、尿痛、尿道口流脓,有脓性分泌物,白带增多等。有以上症状的姑娘需要到医院确诊,医师会进行分泌物涂片等必要的检查,建议再做阴道子宫颈涂片,否则容易漏诊。

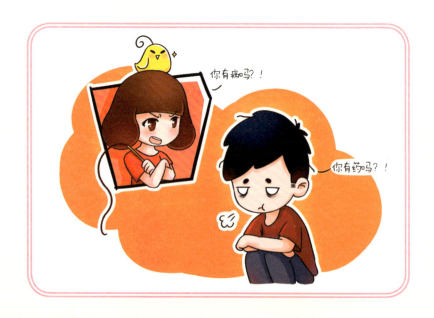

B. 听起来就吓人的尖锐湿疣

尖锐湿疣是感染了低危型人乳头瘤病毒（HPV），并在免疫力低下的时候出现在私处等地方的疣状突起。一般通过性行为传播，或是通过患者的分泌物感染，接触患者污染过的衣物、浴巾、马桶圈等也可能被"牵连"。

更让人后背发凉的是，感染后大约经过半个月至8个月才发病。初期染上尖锐湿疣一般没有什么不舒服的感觉，不会造成小便疼痛，也不会在外阴部出现溃疡。它悄悄发生、逐渐增大，直到有一天外阴部出现了小疣状物。尖锐湿疣男性多见于冠状沟、阴茎、包皮内侧，女性多见于大阴唇及小阴唇，但也可能发生在泌尿生殖器的其他部位。有时小的湿疣可引起阴部瘙痒不适，还可能会出现尿血、便血和排尿困难。

大姨吗小知识

尖锐湿疣并不能完全根治，通常以疣体消失为治愈标准，各种方法都有复发的风险。症状消失后要定期复查，复发多在治疗后3个月内。治疗后6个月内无复发者，HPV病毒通常会在8~20个月内依靠自身免疫力清除。

C. 让你痒到受不了的滴虫性阴道炎

阴道炎我们之前讲过，但滴虫却是可以通过性行为传染的，所以常有姑娘说："我明明很爱干净怎么还有阴道炎啊！"要知道，接触患者的分泌物或是污染过的衣物用品也有可能被感染。

感染滴虫后，阴道会产生黄绿色泡沫状或米糠状有恶臭的分泌物，有时会有外阴瘙痒或是下腹部轻微疼痛的症状，严重时会导致阴道黏膜肿胀、发红、充血，导致阴道奇痒无比，很多姑娘因此抓到红肿、破皮、流血，反而会加重病情。

滴虫性阴道炎传播性强,除了阴道,还会合并尿道、尿道旁腺、前庭大腺等部位感染,阴道局部用药可以较快缓解症状,但不容易彻底消灭滴虫,停药后容易复发。仝身用药能彻底消灭滴虫,但是可能会有些胃肠道的副作用,所以还需要遵医嘱并定期复查,千万不要擅自用药或停药。治疗期间避免性生活,或选择戴套爱爱。

D. 什么病都会缠身的艾滋病

小时候我们都被科普过,感染了艾滋病病毒,免疫力会迅速下降,什么疾病都有可能染上,而且发病时间不定,潜伏期可达 10 年以上。没错,艾滋病以人体免疫系统中最重要的 T_4 淋巴细胞作为攻击目标,从而破坏人的免疫系统,最终使免疫系统崩溃,使人体因丧失对各种疾病的抵抗能力而发病、死亡。

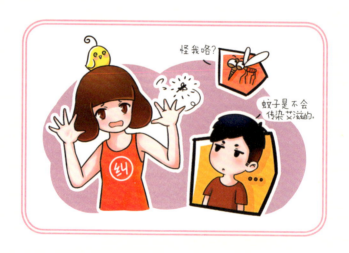

艾滋病病毒可通过性交和体液的交流而传播,而体液主要有:精液、血液、阴道分泌物、乳汁等。生殖器患有性病(如梅毒、淋病、尖锐湿疣)或溃疡时,会增加感染艾滋病病毒的危险。

研究表明，男性传染给男性艾滋病的危险度最高，其后依次为男传女、女传男、女传女。艾滋病病毒感染者的精液或阴道分泌物中有大量的病毒，通过肛门性交、阴道性交，就会传播病毒。口交传播的概率比较小，不过一旦健康一方口腔内有伤口或者破裂的地方，艾滋病病毒就可能通过血液或者精液传播，所以说口交并不代表不会感染性病哦。因为肛门的内部结构比较薄弱，精液里面的病毒就可能通过这些小伤口进入未感染者体内繁殖，所以肛交的人被感染艾滋病病毒的可能性非常大。

多数艾滋病患者会异常出血、发热，起疱疹、皮疹，淋巴结肿大，还会产生乏力、出汗、恶心、呕吐、腹泻、咽炎等症状，有的还患有急性无菌性脑膜炎。急性感染期时，症状常较轻微，容易被忽略。当发热等周身不适症状出现后5周左右，血清艾滋病病毒抗体可呈现阳性反应。所以很多患者都以为自己只是普通感冒而没有去查血HIV，耽误了最佳治疗时机。

E. 梅毒又叫花柳病

梅毒基本上也是通过性交传播，极少数患者通过接吻、哺乳、接触病人的日常用品而感染，怀孕后也可能传染给胎儿。梅毒病程漫长，早期会侵害生殖器和皮肤，晚期侵犯全身各大器官，并有多种多样的症状和体征，病变几乎能累及全身各个脏器，所以还是不容小觑。

过去人们把嫖娼、淫乱行为比作"寻花问柳"，所以梅毒就被称为花柳病。由此可见，固定、健康的性伴侣是多么重要啊，姑娘们洁身自好的同时也要让男朋友意识到这种危险性！

梅毒是一种慢性传染病，初起时为全身感染，病程缓慢，在发展中向人体各器官组织入侵，也可潜伏多年甚至终身没有任何症状。由于机体的抵抗力和反应性的改变，一般可分为一、二、三期梅毒。第一期梅毒为下疳期，也就是梅毒螺旋体进入人体，一般经过2~4周左右，在阴茎、阴唇、阴道口等处发生炎症反应，此为"一期梅毒"；第二期为斑疹期，与上一期合称早期梅毒，传染性强，皮疹遍布全身，以四肢最明显，典型的症状为皮肤丘疹；第三期为晚期，会严重损害心脏和大动脉，造成心血管病变，并侵蚀脑和脊髓，造成精神病变，传染性小。

注意一下：患梅毒的孕妈咪可以通过胎盘将病传染给胎儿，引起胎儿宫内感染，导致流产、早产、死胎或分娩先天梅毒儿，一般认为孕妇梅毒病期越短，胎儿感染的机会越大。感染后2年仍可通过胎盘传给胎儿。

大姨吗小知识

感染性病多长时间能检查出来？梅毒4~8周；淋病2~10天；尖锐湿疣1~8个月；生殖疱疹4~5天；艾滋病6个月至8~10年或更长。早筛查对于及时发现与治疗非常重要，以免病情加重或影响生育计划。

性病请你不要爱上我

说完这些吓人的病，恐怕有些妹子早已瘫软，小女子初入社会不知深浅，如何避免"霸道性病爱上我"呢？喏，这些就是被"看上"的基本条件了：

1. 没有固定性伴侣，爱爱过的"好朋友"太多；
2. 男朋友没教育好，到处拈花惹草，把"花粉"撒到你身上了；
3. 夜生活丰富，一夜情频繁；
4. 爱爱不习惯戴套。

只要有体液交换，感染性传播疾病及怀孕的可能性就会大大增加。

姑娘们别总觉得戴套不舒服，或是出于爱他的心理不想让男方不舒服——科学研究都解释了，戴套其实并不影响快感。只是有的男生因为懒才老给自己心理暗示！保护自己必须让他戴套，否则免谈！委曲求全最后受伤的是你自己！

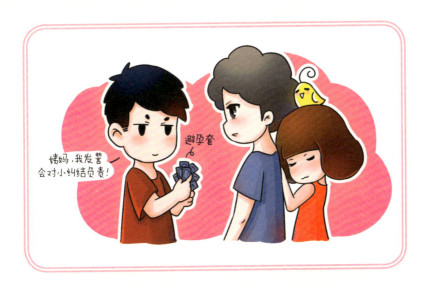

如果怀疑自己得了性病，请第一时间到妇科门诊或皮肤科门诊做检查。不要不好意思，医生是来救你的不是来害你的。最好也带上你的性伴侣一起，只有提早治疗，才可以预防病情恶化，未来才会更幸福。

第四话
正确放走"漏网之鱼"

避孕是避免怀孕,防患于未然。不过,所有避孕手段都有可能会有"漏网之鱼",人流就是意外怀孕后亡羊补牢的办法,但绝对不是避孕的正规途径,也不值得推荐。之所以建议大家了解一下人流,是因为在我们今后的漫长孕育道路上,这也是一个无法回避的问题。

人流怎么流?

人流是指用手术的方法终止妊娠,又称堕胎,即"人工"结束怀孕,恢复"女儿身"。人流从方式上可以分为药物流产和手术流产。

方式	妊娠月份	自己决定终止妊娠者
药物流产	停经49天内	年龄18~40岁,近3个月有经,周期正常,未用甾体激素药物者
手术流产-吸刮术	妊娠10周以内	因各种慢性疾患不适合继续妊娠者
手术流产-钳刮术	妊娠11~14周	因各种慢性疾患不适合继续妊娠者

大姨吗小知识

引产是指妊娠 12 周后,因母体或胎儿方面的原因,用人工方法诱发子宫收缩而结束怀孕。而胎儿因发育等问题自行流产(不是人为造成)的就是自然流产。

怀孕后身体会有哪些"信号"告诉你呢?停经、头晕、乏力、嗜睡、食欲不振、偏食、厌油腻、恶心、呕吐、鼻塞流涕、发热等,有些女性会误认为自己感冒或发烧了,还有些人没觉得异常,等孩子都快生出来了还以为自己只是长胖了……当然,有些比较敏感的人没有症状也会有"第六感",提前就觉得自己可能怀孕了。

感觉自己好像也意外"中标"了?别紧张,深吸一口气,咱一步一步来:

1. 月经延迟了吗?如果超过7天大姨妈还没来,爱爱也过去2周左右了,赶紧去药店买验孕试纸。

2. 根据说明书来验孕,如果真的显示怀孕,请带上身份证和钱,到医院抽血化验 hCG(验血比试纸结果更准确)。

感觉怀孕时间 1 个月左右,可以照 B 超,确认孕囊位置,观察孕囊是在宫内或者宫外,如果是宫外孕,就要做宫外孕手术。

3. 确认怀孕的大致时间,做药流的最佳时间是怀孕 30~40 天左右,如果时间长了,胚胎发育成熟,就只能做手术了。

4. 白带化验,检查阴道和宫颈。如果白带化验结果有细菌或者霉菌感染,或者阴道和宫颈有发炎的情况,在炎症治好之前是不可以进行人流手术的,如果直接手术,会造成严重的术后感染。

5. 再次抽血,化验血常规,看各项指标是否正常,看是否贫血,白细胞是否超标,如果超标,则要排除附件炎之类的疾病。千万不要因为着急而强行做手术,以免引起术后并发症和后遗症。

6.人流手术。一定要选择正规医院,把对子宫的伤害降到最低。

在手术前3日禁性生活、盆浴,以防感染;术前8小时禁食,术前4小时禁水。无论做的是否是无痛人流,都不会没有一点痛楚和感觉,只是轻重和安全性的差异。所以最好还是请男友、闺蜜或妈妈来陪同。

大姨吗小知识

做了人流手术后,一定要注意休息,避免过度劳累引发月经失调、出血等后遗症。

术后常见问题

流产对于女性来说是一件非常损害身体的事情,不仅在手术的过程中会有风险,术后也可能会有很多问题。经常遇到的疑问如下:

1. 流产后会出现阴道出血,这是月经吗?

不是。因为人工流产时胎盘被剥离,子宫壁上所留下的创面可能有少量出血,这种情况随着子宫收缩及创面修复,一般3~5天之后阴道流血会渐渐停止,最多不超过10~15天。如果阴道流血量超过月经血量,持续时间过长,甚至伴有下腹痛、发热、白带浑浊有臭味等异常表现,就需要及时就诊治疗,排除人流不全和感染的可能性。

2. 人流手术后多久能来月经呢?

做完人流手术后,由于体内激素迅速撤退,导致内分泌紊乱,从而影响姨妈,这是很常见的。正常情况下,卵巢可在人工流产后22天内恢复排卵功能,一般在无痛人流后1个月左右月经来潮,3个月内月经可能还会有不正常现象,少数人的恢复时间甚至更长。而如果想要备孕,等到月经规律后就可以啦!

3. 人流后还需要避孕吗?

人流后一个月内应避免性生活,此时身体较虚弱,很容易感染,造成月经不准。由于人流手术后卵巢和子宫功能逐渐恢复,卵巢还会按期排卵,所以如果不注意避孕,可能很快又会怀孕,而这时候怀孕对于孕妇和宝宝来说都是不适宜的。人流手术只能作为避孕失败后不得已而采取的一种补救手术,对于女性身体的损害是很大的,所以为了防患于未然,一定要避孕!切记不要傻呵呵地频繁做人流,流产太多会影响生育能力!

无论你是否有过性生活、是否有自觉戴套的好男友,又或者对避孕药很排斥……无论如何,希望你在看完本章之后,出于对自己人生的负责、对可能的一个小生命的负责,请主动避孕!不要因男人不避孕而放弃对自己的保护,不要怀着侥幸心理认为自己不会怀孕,也不要用流产当作自己避孕的方式。保护好自己,是对自己负责的最基本要求。

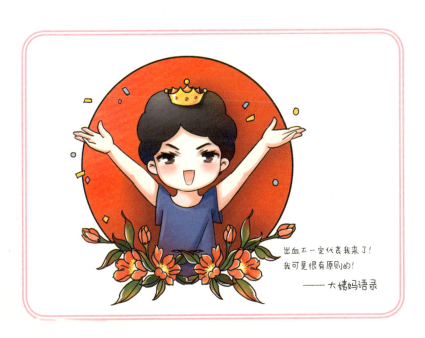

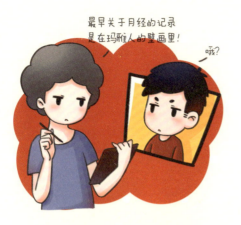
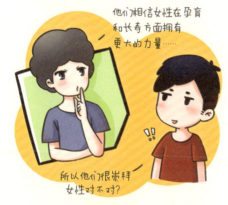
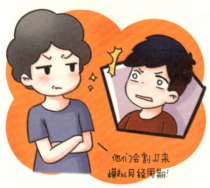
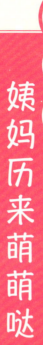

第六章 姨妈历来萌萌哒

第一话
姨妈之友进化史

没有卫生巾的生活是怎样的?

很久很久以前,人还只是原始人。但原始女人也是有大姨妈的!那个时候,人们没有什么卫生意识,而且流血可能暴露行踪,引来野兽,所以这种可怕的"流血",一定是快点擦掉的好。那时候没有纸,只能用草或树叶等擦擦就算了事。

慢慢地我们有了部落和文明,生理知识上也有很大进步。女人们学会了就地取材,把干草啊树皮啊松软的羽毛啊之类的干燥物,总之是些可以吸水的东西垫在下面,并知道用水来清洗阴部。像特别粗糙的草纸在那时也是没有的,所以千万别幻想什么穿越的浪漫爱情,一堆人赤身裸体、食不果腹、血流满地的画面,你一定不想看到……

随着农耕文明的进一步发展,地中海地区解锁了棉花种植的技能,也随之出现了一些简易的姨妈之友。快来猜猜,世界上是先有卫生巾还是先有卫生棉条?

大姨吗小知识

公元前 1550 年左右,埃及的贵族女性会把一些软布条塞进阴道里阻止怀孕,成为了第一代卫生棉条。普通老百姓则用软化过的草纸、亚麻布来"堵住"经血。希腊人则用麻布包在木头上,插进阴道中来吸血。

你可能会问了,为什么棉条会早于卫生巾出现呢?打个比方吧,当你发现自己鼻子流血时,你会选择哪一种方式止血呢?

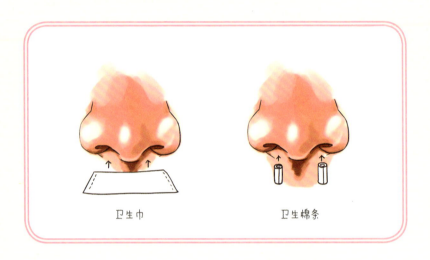

卫生巾　　　　　　卫生棉条

我猜你也会选择第二种。其实流姨妈血和流鼻血的原理是很类似的。前面说过,月经是子宫内膜破裂脱落,形成伤口,导致出血。鼻血也是鼻腔膜或鼻腔内皮肤破裂,形成伤口,导致出血。所以人类最原始的直觉就告诉我们:堵住它,就不流了!

关于卫生巾的文字记载最早出现于公元 10 世纪,由拜占庭学者集体编纂的大百科全书——《苏达辞书》中有这样一则故事:

约在公元 400 年时,有一位叫作希帕提娅的杰出女性,她不仅是当时著名的数学家、哲学家、天文学家,还特别美,是所有人的女神。这位雅典城内最美丽的女教授拒绝求爱者的方式非常特别——当她被一位男学生穷追不舍地"骚扰"后,终于忍无可忍,掏出自己沾满鲜血的"卫生巾"给这个男学生,说:"This is what you really love,my young man,but you do not love beauty for its own sake ."(年轻人,这才是你真正喜欢的东西,你并没有爱到本质。)

虽然这个故事并不一定完全属实,但至少可以证明在那个年代就已经出现卫生巾了。

等到15世纪,埃及人详细记录了如何将羊毛和旧衣服制成小块儿的厚毯子,这种特制的小毯子就是用于吸收经血的。英文中说"我来月经了",也常被含蓄地表达为"I am on the rag",rag 就是破布、垫子的意思,"我坐在毯子上"其实也就是在说"我来大姨妈啦",下次听见外国小伙伴们这么说,可不要真的去找毯子哟。

中国古代卫生巾长啥样?

下图就是中国古代的"卫生巾"啦!它的名字叫月经带。

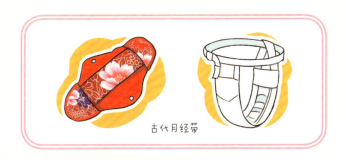

古代月经带

我们可以在历史资料种找到古人对月经带及其用法的记录。月经带几乎就是卫生巾的雏形。当时的人们用裁剪的布料装上草木灰——因为经过了高温处理,所以这些草木灰既无菌又干燥,每次用完后把它们倒掉,换上新的,再把月经带洗一洗,就又可以继续使用了!我国古代的劳动人民真是棒棒哒!

不要觉得很脏,其实在很长的一段时间里(甚至现在一小部分偏远的农村),人们也一直都认为草木灰(主要是灶膛里或火盆里的柴灰)无毒无菌,是最干净的,所以也有用草木灰涂抹外伤的。女性使用的月经带,根据所在家庭条件来决定换新的频率和准备的条数,有些女性可能一辈子都没用过月经带,也有的一条月经带陪伴终身。有些富裕家庭的女性可以用上碎布、吸水性强的草纸，夹在月经带里，有些甚至可以用干净的棉花。但是由于纸价昂贵，而且新棉花不容易吸水，所以草木灰仍旧是大部分人填充在月经带里面的材料。

大姨吗小知识

不是人人都能享受得起昂贵的丝绸和棉布做的月经带。造纸术出现后，由于草纸更容易吸收水分，很快就受到了当时贵族女性的欢迎。这些草纸一般由货郎或者胭脂水粉店来出售，和现在的日用品连锁店里出售卫生巾很相似哦。

古代人民很保守，集市上很少有公开叫卖月经带的。女性常用不透血色的蓝色或黑色布料来自制月经带，也有少数人使用没经过染色的白布来DIY，几乎没有用红色布料的。而在帝王家庭，偶尔会用黄色，但是基本上都偏爱黑色和蓝色。还有人在上面绣花，让月经带更美观一些。

当然，卫生巾的私密性古今无别。虽是女性的呵护品，但男女对此都十分敏感。早期卫生巾的制作都由母亲教给女儿，洗涤布条通常都由丫鬟或是自己来做，这些都不能被旁人看到。古代也有怜爱妻子的丈夫特意为妻子购置舒适的布料，也有花花公子喜欢收集多名女性的布头，但绝大部分男性还是视之为晦气的。

这样看来古代的姑娘还真是可怜，有了大姨妈之后，生活更加不方便不说，还要被嫌弃。不过好在古代的女性结婚生子比较早，基本上月经初潮后，就已经有人说媒，早早地嫁人为妻，怀孕生孩子的期间不会来月经，对于那些家庭条件差的女人来说，其实是最快乐的时刻。古代没有计划生育，因此女性基本上是生了一个又生一个，等不能生育的时候，月经也停了……如果穿越到了那个时代，你会不会因为不适应没有卫生巾的日子，而宁愿选择这种生生生的节奏呢？

我们都该感谢他

用布做的卫生巾洗起来太麻烦,而且反复使用也不能保证卫生。这时候,一次性的"卫生巾"出现了。但你一定猜不到,它的最初用途是为了帮中枪的伤员止血。关于它的发明者是谁,有很多种说法,但是如果非要找出个最有可能的人,那当属本杰明·富兰克林啦。

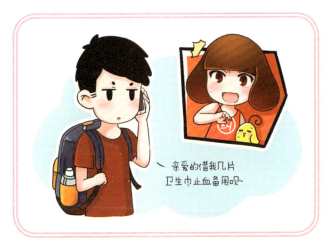

亲爱的借我几片卫生巾止血备用呗

本杰明·富兰克林?怎么听起来这么耳熟呢?
没错!就是那个被印在 100 美元纸币上的叔叔!
他不仅仅是政治家、军事家,还是哲学家、发明家……

本杰明·富兰克林的人生成就:
(1)领导了 1774 年开始的美国独立战争;
(2)参与起草了《独立宣言》;
(3)自己老花眼了,于是发明了老花镜;
(4)发现了电荷的正负和守恒,发明了避雷针;
(5)觉得自己家太冷,发明了金属的富兰克林炉;

（6）由于自己是游泳爱好者，发明了游泳时穿戴在脚上的蹼；

（7）玻璃琴；

（8）里程表；

（9）女性内衣扣；

（10）非常非常多奇奇怪怪的有趣发明。

富大叔真是太厉害了！！

这位有趣的大叔在美国独立战争期间，发现大量士兵本身只是伤口出血，但由于重复使用止血布，最后却导致了交叉感染和更严重的疾病。于是他发明出了一次性吸血绷带，这可是人类历史上第一次出现"一次性"和"可抛弃"纺织用品哦！不过，直到富兰克林去世近100年后的1888年，最早的一次性卫生巾才成功上市。不过这种卫生巾必须借助几条带子和别针挂在腰间，看起来就像穿了一只大号的尿不湿，并需要用安全别针或绑在生理带上才能固定。

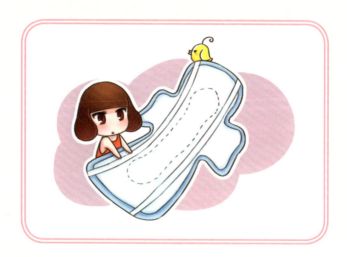

就这样过了100多年，到了20世纪初，一次性卫生巾还是没能完全取代能清洗、可以反复使用的月经用品，而且，无论是自制的还是量产的，当时的月经用品必须借助几条带子挂在腰间。1921年，美国人金佰利·克拉克（Kimberly Clark）成功制造出第一块抛弃式卫生棉，引发了西方女性

的购买狂潮，方便、干净的卫生巾解决了困扰诸多女性一生的问题，同避孕套一样极大地推动了女性就业率，女性为自己争夺平等权利的浪潮也得以加速。

不过身在中国的女性同胞就没有那么幸运了，彼时我们依旧使用布料作为经期护理的材料，稍微富裕些的地方会在布里加上棉花，而贫瘠的地方则使用黄土。因为私密性，常用常洗的布条难以见光，特别容易滋生细菌让人生病。不过从古至今中国人对血脉要求很高，不停地怀孕、停经很大程度上缓解了女性的尴尬，因此高生产率也算是间接为女性创造了便利。

而20世纪七八十年代，卫生巾有了一个重大突破：可以粘在内裤上的自黏背胶式卫生巾出现了，再也不需要别针或带子啦！从此，卫生巾就和现在常见的差不多了，只是材料更好，更轻更薄，还加上了护翼和沟槽。20世纪八九十年代我国女性也终于用上了卫生巾，从最早的安尔乐到如今市场上的多种材质、样式，女性不仅解决了生理问题，还可以根据喜好挑选自己中意的品牌。不得不说，现在的女性真是太幸福啦！

虽然比起古人，现在我们应对经期已经方便、卫生了许多，但随着营养和生活条件等因素的大大改善，现代女性一生中来月经的次数也比以前的女性多了……姨妈，总归是麻烦的东西啊。

大姨吗小知识

在女性之间对于卫生巾有一些委婉而有趣的昵称，例如"方块酥"、"汉堡"、"红茶包"、"草莓面包"、"冻豆腐"等。香港人通常把卫生巾称为"M巾"，因为M是英文Menstruation（月经）的简称。

第二话
买卫生巾是个技术活儿

曾经有人算过,一个女人一生中大约要用 1.5 万片卫生巾,而人一辈子也就 2 万多天。所以挑卫生巾也是个技术活儿,马虎不得!

买卫生巾不能仅凭"颜值"

卫生巾你肯定再熟悉不过了对吧?但除了因为"气味好闻"、"包装好看"、"习惯了"而买某些牌子之外,可能你并不知道该怎么挑选卫生巾,也不知道根据什么来评判卫生巾的优劣,反而花了很多心思在美容和服装上,哼哼,再不上心,姨妈她老人家可要吃醋啦!

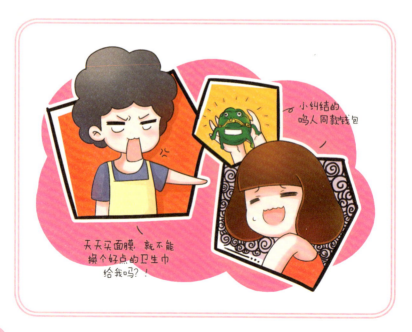

挑选卫生巾主要看表层、内层、侧边和背胶。

表层是直接与你的私处肌肤接触的部分，材质必须要柔软，表面的织法和压痕决定经血"吸收不回渗"的效果。PE（俗称"网面"）和棉质是最常用的两种材质。PE表层加上微孔设计，能让经血不易回渗，所以会有干爽的感觉，尤其在旅行等不方便勤换卫生巾的情况下，可以大大减轻下体的闷湿感，但缺点是材质较硬，部分女性还会过敏（外阴红肿、瘙痒等）。棉质的对皮肤刺激小，但也容易有湿热感，适合敏感肤质的女性和刚刚使用卫生巾的少女。

内层也就是撕掉表层后用来吸收经血的，主要由棉、不织布、纸浆或以上材质的复合物制作而成。

侧边主要用来防止侧漏，因为使用时会和卫生巾本体呈某个角度，更容易和大腿根部、私处发生摩擦，所以如果侧边太硬不建议继续使用哦。

大姨吗小知识

卫生巾的背胶是不透水材质，可将经血保留在卫生巾中，胶带也有较强的粘合力保证不会跑偏，要知道跳广场舞的那些阿姨，30年前年轻时可没有这么便利的可粘可撕的卫生巾可以用哦。

因大姨妈流量、时长的多样性，加长型、夜用型和基本型各种款式的卫生巾早已霸占市场，还有孕妇生产完后用于吸收产后恶露的专用卫生巾，通常比正常卫生巾还要厚。还有超薄型、高吸收率的卫生巾，减轻女性活动的不便和异物感。护垫也应运而生，体积更薄，跟手掌差不多大小，还有专门解决女性漏尿问题的护垫……啊，科技解放女性！

那么，姨妈来访时，你需要哪些卫生巾呢？量很大时，白天需用护翼型防止侧漏，晚间用夜安型或加长型；平时用标准型，月经前后可使用超薄型或护垫。这种搭配一方面是为了安全、舒适，另一方面也是为了勤俭持家嘛。

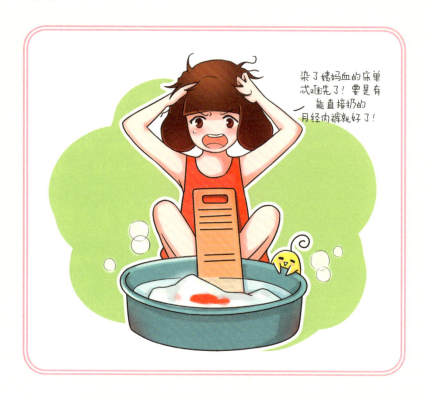

你可能也有这种经历，任凭广告怎么吹嘘不侧漏、不后漏，那几天还是会在床单上印几朵"小红花"！经期又不能碰太多凉水，洗个床单简直都要虚脱……月经裤应运而生！这货还有 S、M、L 三种尺码可以选择，基本上各个体型的姑娘都能穿，整条内裤都变成了柔软的卫生巾，在床上怎么翻都可以，就算是血崩也不怕，实在是拯救了万千大排量的妹纸啊！美中不足的是价格有点小贵，一包两片就得小 20 块人民币，但比起洗床单、洗内裤、定闹钟半夜起来换卫生巾什么的可实在是轻松多了。早上脱掉整个扔了的感觉也很爽！

靠谱卫生巾的不靠谱用法

不是买了最贵最靠谱的卫生巾，经期就能高枕无忧了。大家都知道每隔2小时最好换一片卫生巾，但偏就有妹子不听话，从而染上了妇科病。所以，即使是一些无关痛痒的生活小细节，也要注意其中潜藏的危害。

1. 卫生巾不常更换：不要等到湿透再换。即使湿得很少，间隔2~3个小时也得换，因为血是细菌、真菌、支原体、衣原体等微生物最好的培养基，如果长时间不换，卫生巾上的微生物就会越来越多，那画面想想都可怕。

2. 忽略卫生巾的有效期：过期就没有无菌保障了。此外，不合格卫生巾还会有微生物超标、添加剂超标、吸水倍率不达标等问题，所以除了保质期，还需要仔细检查外包装上的卫生许可证号和防伪标志。只要卫生巾质量合格、在保质期内，其微生物浓度就在安全的范围之内，无需自己再行消毒，有洁癖的妹子可别再把卫生巾放微波炉里加热了啊！高温杀菌可不是这样子的。

3. 长期把卫生巾放在潮湿的卫生间里：有些妹子为了方便直接就把卫生巾放在卫生间里，No！No！No！卫生巾受潮后容易变质，细菌也会繁殖繁殖再繁殖。没用完的直接放干燥、洁净的环境就OK，受潮后就直接扔了吧，别心疼那点银子。当然啦，最好挑小包装的买，或者用拉链密封口或密封条给封住，避免潮气、灰尘进入。

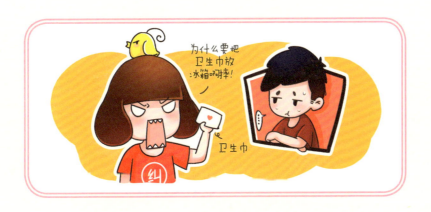

4. 不要被香味俘获：一打开就有一股扑鼻的香味，这样的卫生巾，闻是挺好闻，但是并不安全！因为不管是天然香精还是人工香精，都会增加卫生巾在使用时的致敏性，除非你闻到姨妈味儿就想吐，否则还是乖乖选择无香的吧。

5. 用卫生巾前不洗手：有这种习惯的妹子，你让我说你什么好……用手将卫生巾拆封、打开、抚平、粘贴的过程，会将病菌带到卫生巾上。卫生巾直接接触我们的外阴皮肤，而经期又是抵抗力较低的时期，并且宫颈口打开，细菌容易逆行，稍不注意就会增大患妇科病的概率。一天中你的手碰过多少东西，估计连你自己都记不清了吧，打算就这样直接把病菌送到阴道口了？

大姨吗小知识

荧光剂是否影响健康另说，但加荧光剂的卫生巾一定不是好东西。只有使用劣质纸浆甚至回收纸浆做成的卫生巾，才会有增加白度的需求，添加荧光增白剂。教你一招，想知道买到的卫生巾是否含有荧光剂，撕开内芯，用365纳米的紫外小手电一照就知道有没有荧光了。

另外，卫生护垫不宜频繁用。有些妹子喜欢天天用护垫，即便在没有月经的时候也是如此，觉得这样可以吸走阴道分泌物，会更健康更卫生，其实不是这样哦。娇嫩的皮肤需要一个非常透气的环境，女性的私处更是如此。如果封闭得太严实，长期潮、湿、热，特别容易滋生病菌，造成各种健康问题。最理想的做法是经期使用卫生巾，非经期穿纯棉内裤、天天换洗，并且保证无论经期非经期，都避免穿过紧、不透气的裤子，并避免久坐，定时走动，促进私处空气流通。

第三话
爽到没感觉的棉条

姨妈还有一位很神奇的朋友,在衣着外观上你完全看不出它的存在,行动上也比较方便,不必担心闷热、侧漏的问题,这个神秘又厉害的小东西就是——卫生棉条。

为什么你需要棉条?

回忆下闷热的夏季,坐在潮热的卫生巾上,等会儿一站起来,身下"哗"的一下血如泉涌的感觉;走在路上被身边路人提醒"姑娘你裤子脏了",真的超想把地面劈个缝钻进去……来姨妈的苦真是一言难尽。卫生巾再好用,还是限制了我们太多,比如去游泳、穿白裙子什么的,连想都不要想!作为新时代的女汉子,当然要解放自己,想干什么就干什么!下水、穿性感包臀裙都不能因为卫生巾的存在而尴尬才对!

此时,卫生棉条就骄傲地上岗了。虽然出于观念原因(觉得不卫生啊、处女不能用啊等等),国内的棉条普及率偏低,但在国外,许多女生十几岁初潮时便开始用了。

此处科普一下,使用卫生棉条并不会让你的节操碎一地,处女也是可以正常使用的!当然应该还是有极少数人因为不会用而一不小心把处女膜给弄破了。(但处女膜这种东西除了检测一个男人是否是"直男癌晚期"外还有啥用!)即使卫生棉条真的弄破了你的处女膜(其他活动也会导致破膜,如经常骑马、狂蹬自行车之类的),那也不代表你就不是处女了,所以不要太恐惧!而且,棉条用对了真的会爽翻!

棉条是由棉、人造纤维或者两种材料混合而成的,可以分为有导管和没导管两种。它身材纤小,很适合躲在阴道里,虽然看起来"胃口"不大,但却可以将经血（包括血块）"吃"个干干净净。使用感嘛，用过的姑娘都表示："好像完全没有来姨妈一样！"

大姨吗小知识

处女膜是个环形组织，中央有孔，能让经血流出体外。孔的大小因人而异，通常直径为 2.5 厘米，而较小的普通型棉条直径仅为 1.32 厘米，通过处女膜孔简直是绰绰有余（还有妹子天生就没有这层膜）！

棉条怎么用？

棉条主要分没导管的指入式和导管式。指入式在国内比较常见，导管式通常都是国外的，又分为纸导管和塑料导管。塑料导管润滑性比较好，使用感上也更加舒适，可以帮你把棉条推进阴道，建议初学者最好先买这类。棉条的大小跟吸收量有关，通常的型号是：

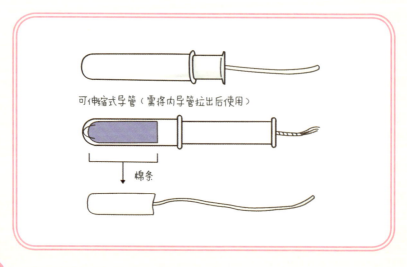

- light（量少） - regular（一般）
- super（量大） - super plus（量超大）
- ultra（量不同寻常地大）

有的牌子还用血滴来表示，血滴越多，代表吸收量越强，尺寸也会偏大（所以根据自己的流量买就可以了）。通常建议第一次使用的妹子选择少量的，体积小比较好塞入。

准备好了棉条，然后就是找准位置了！

首先你得知道私处的结构。女性下体有三个开口：最前面是尿道（排尿出口），阴道口居中，肛门在最后面。如果你已经知道尿道口在哪里了，从那里往下三四厘米就是阴道口，也就是大小阴唇左右护卫的位置。如果还是找不到，先把私处的经血全都擦掉（或者直接洗澡冲掉），然后用一张干的卫生纸轻触你的"小妹妹"直到找到出血口，这就是阴道口啦。

棉条使用时是需要放入阴道里的，而阴道本身有弹性，内壁会将棉条牢牢固定住，不会掉下来。一旦置入也很少会跑偏，所以完全不用担心它会进入子宫里哟。棉条的尾部带有一条细长的线，棉条塞入后，细线是留在阴道外面的，更换时只要拉拉细线就很容易取出了。

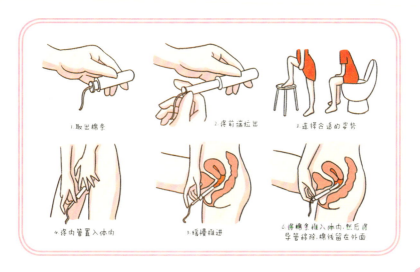

但凡是第一次成功了的姑娘，基本上都会被突然之间的清爽震撼到。但因为太爽太无感，有些姑娘甚至会忘记棉条的存在……所以提醒你为了以防万一，请再垫上一片护垫，一则预防没放好而漏血，二则提醒自己是个有大姨妈的女人！虽然如此，棉条比起卫生巾来还是方便太多了。如果不是每6小时就要换一次，简直要忘了自己在经期了，想站就站，想坐就坐，超安心！

如果在此期间想上厕所、洗澡，只要小心别弄脏棉条上的绳子就好，不用将棉条拿出来喔！但棉条也不是用到天长地久的，量多的时候3~6小时换一次，量少的日子6~8小时换一次，更换的时间按经血量而定，8小时内一定要取出，因为棉条在阴道内时间过长，可能招来不必要的麻烦，引起盆腔感染，极端情况下可能发展为中毒性休克！但只要使用得当，棉条是不会影响健康的。

卫生棉条不分年龄，只要有月经，没有性经验也可以使用（不过还没来月经可千万别往体内塞，先用卫生护垫预防，待真正来潮时再转用棉条）。上洗手间只需看看棉线上有没有血渍，小棉线变红就是在提示你它吸饱血了该换啦。经期的血块会附着在棉条上，棉条被拉出时会一并被带出，不用担心会残留。

 大姨吗小知识

不用担心会扯断棉线，它的可承载力是3千克哦！也就是说，它挂着一个西瓜都不会断，所以通常轻轻一拽就能把这个纯棉"吸血鬼"取出来啦！

需要提醒的是，如果还没搞清楚自己的生理结构，一定得弄清楚了之后再实践！如果觉得直接弄个棉条进去很困难，可以用自己的手指感受一下大概的方位，不过建议戴上指套再试，因为这样不会沾染太多血，给棉条保留了足够多的"润滑剂"。而且用手指试一试，可以让肌肉不那么紧张。倘若阴道干涸，放入棉条时容易造成轻微擦伤，令细菌有可乘之机。

不过坏消息是，戴棉条的时候是不可以爱爱的！否则棉条会因此深入体内，令细菌滋生，造成严重感染。想起来时立即把它取出，如果拉不出来，别害羞，找妇科医生帮忙吧，别指望它会在体内自生自灭！

哎呀，棉条这么方便会不会太贵呢？按照经期 5 天、一天 4 支算，每次需要 20 支，网上购买差不多得 40~50 元，不过经济条件允许的情况下还是值得的，女人就是要对自己好一点嘛！

第四话
超前超环保的月经杯

国外有个超环保的妹子,一年只制造了手掌那么大的垃圾,难道她不来大姨妈或者把卫生巾、棉条都回收再利用了?No!No!No!人家用的是可以反复使用的月经杯!

啥是月经杯?

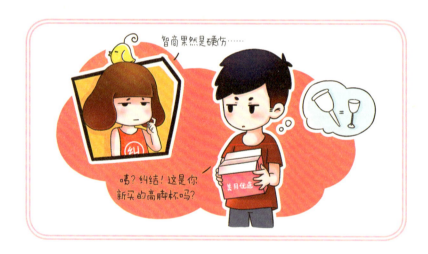

月经杯是用硅胶、乳胶或者热塑性塑料制成的,呈钟形,看起来就像一个小小的红酒杯,末端有一个短柄,用来方便塞取和保持平衡。由于它身体柔软、富有弹性,可以很好地置入阴道中,不仅可以让你开心地旋转跳跃,还没有想象中的异物感,不用担心"洪水"倾泻而下或者侧漏带来的尴尬,真是很棒的发明!月经杯并不吸收任何东西,它只是接住掉下来的经血,所以不会像卫生棉条或者卫生巾那样多多少少会有点儿潮湿不透

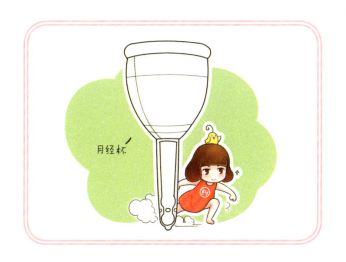

气。而且月经杯不会吸收掉我们自然分泌的清洁液体，也就不会造成阴道干燥啦，自然也降低了阴道炎感染率。

使用月经杯前需要洗净双手，并对月经杯进行沸水消毒。晾凉后用手指捏住杯口两边往中间挤，将杯体挤成条状，以略微倾斜朝下的方式缓缓推入阴道深处，然后松开手指，月经杯会完全展开吸附在宫颈口上。

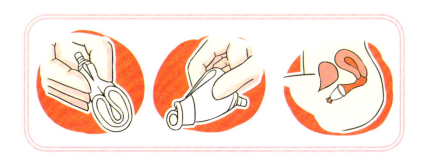

大约 4~5 个小时之后，轻轻挤压并拉出月经杯，用水冲洗干净，不必弄干便可以放回阴道。如果在外面或公司的厕所，可以带一瓶水在马桶上清洗，每次经期前后，最好用肥皂或者稀释的醋彻底消毒。有些女性的阴道不是很容易放置月经杯，而且把月经杯放进阴道是件比较耗时的事，特别是头几次用的时候，可能像戴隐形眼镜一样，需要一个熟能生巧的过程。好在卫生杯的吸纳量比卫生棉条大不少（约为卫生棉条的 2~3 倍），使用时间也比卫生棉条长（但在体内放置时间别超过 12 小时），所以习惯了真的挺好的。

因为月经杯可以重复使用，能省下很大一笔支出（月经杯售价大约几块至几百块不等，可以用 5~10 年，买 1~2 个即可），所以很受广大非洲女性的喜爱。由于卫生巾、棉条对她们来说过于昂贵，所以她们曾用纸张、碎布、泥土、树皮，甚至偷拿父亲的袜子来"吸血"，这真是……太可怜了。

大姨吗小知识

虽然薄膜型的月经杯可以在性交时使用，且多数使用者及其伴侣声称爱爱时没有不适，甚至根本感觉不到它的存在，但不论哪种类型的月经杯都无法起到避孕和防止性传播疾病的作用！且无论有何种"装备"，都不建议经期爱爱哦！

月经杯零痛感零风险

月经杯跟卫生巾、棉条一样，有不同的颜色、不同的大小，芬兰产的被公认为最好用，捷克产的漂亮，有六种颜色，而且收纳袋也很讨喜。最关键的是月经杯容量大，一次可装 25 毫升，最大的可以到 30 毫升！一杯可以抵 3 条的量！量大的头两天，即使早上 8 点出门赶飞机或做其他剧烈运动一天后，晚上 6 点取出月经杯，满满的且完全没有溢出的感觉真是爽毙了！

最招人喜爱的是，月经杯不会因为身子躺平了而后漏，所以完全可以裸睡！另外，如果害怕传说中的中毒休克症而不敢在用棉条时睡懒觉的话，月经杯就是你的福音了，完全零风险！

大姨吗小知识

早在 1867 年月经杯便已诞生且通过了专利申请,但由于它构造太复杂,使用起来也不方便,所以直到 1987 年 Keeper 公司推出乳胶材质的月经杯,它才开始逐渐被姑娘们接纳。

有的姑娘可能就问了:看起来好像很轻松,但会不会痛呢?再柔软它也是个杯子啊……想想看你就是从妈妈的阴道出来的,阴道弹性这么大,加上湿润度,不必担心会撑破或是有痛感,更不会让阴道变松,只要学会运用阴道的肌肉,很快就会上手的,想想看当年第一次用卫生巾,貌似也是手忙脚乱鸡飞狗跳的……

现在社会开放了,我们都不是大门不出二门不迈整天坐在屋里的姑娘了,都知道处女膜不是每个人生来就有、第一次爱爱不一定破膜出血、处女膜可能在跳皮筋的童年就破了、爱爱前几次处女膜还"坚挺"地存在着……所以别以为私处只要一放东西、一戳就破、自己就不是处女不干净了,这绝对是男权老思想给洗的脑。无论是不是处女,我们都应该关注自己的健康,选择最舒服、最适合自己的方式来度过姨妈期,你们说对不对?

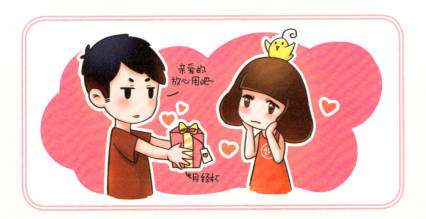

只要不晕血,真心推荐你尝试一下月经杯,不要担心自己会弄得满手满地的血,只要遵照说明书,慢慢取、多练习,其实很容易就能掌握手法,看着自己新鲜的、液体状的姨妈血乖乖躺在月经杯中,一冲就掉,也是很畅快的一种体验!

再告诉你一件新奇事儿:经血其实并没有什么气味……原来会觉得腥臭,是因为血被空气氧化了之后还一直被闷着!所以不必担心一手的姨妈味儿,看起来鲜红得更像是蔓越莓奶昔或是红酒(啊希望这样写不会影响销量),简直是发现了一个新天地啊!而且月经杯有刻度,你很自然地就会发现自己的流量、颜色变化和其他异常情况,去妇检简直是对答如流,对自己的身体又多了解了几分,这种感觉真是太好了!

恭喜你本着对自己负责的态度,看完了本书!

经过为期将近一年的筹备,我们终于完成了这本针对年轻女性,甚至未成年女性的有趣、易懂的生理科普书,希望你喜欢。

希望在今后的生活中,本书能帮你解决棘手的生理问题,也希望可以帮助你正确看待大姨妈这些事,并能够影响身边的女性知道:大姨妈不该成为我们羞于启齿的事,不该成为我们厌恶的对象,更何况它本身就是光荣的,是承载人类繁衍重任的!

希望本书能让你认识到健康对于我们的重要性,更认真、合理地安排作息、饮食,真正在乎自己的生理问题与需求,兼具自信与美丽,这才是新时代女性对自己应有的态度!

大姨吗,和你一起在乎你!

后记

by 柴可（"大姨吗"创始人）

记得那是在2014年年初很普通的一天,我来到公司,常态性地拿出手机,点开"大姨吗"App——我们从2011年起就全身心投入的手机应用,这样的工作习惯已经伴随我四年了。当时,我想看看又有什么新话题被用户们讨论得如火如荼。而最终,一条并没有很多回复的帖子吸引了我的注意。

帖子的标题是:"我应该是初潮来了,帮我一下下。"

发帖的是一个13岁的小姑娘。这是她人生中第一次来例假,非常恐惧和害怕,说今天是月经来潮的第二天了,依然还在流血,她不知道自己会不会因为流血过多而不省人事……还好帖子下面有几个年长的姐姐耐心劝导说没事的,赶紧告诉妈妈,买个卫生巾垫着,月经来2~7天都是正常的……小姑娘这才平静下来,十分感激。

看似平常的一个帖子,我读完却充满了感慨和疑问。

抱着这些疑问,我顺藤摸瓜,加入了几个00后女孩子们聊天的小组,这里面我发现了更多令人震惊的帖子:"据悉大姨妈期间吃多少都不会胖!""痛经了怎么办?体育课能跑800米吗?"甚至发现了"姐妹们,紧急!"的帖子,内容是一个14岁的小姑娘和自己的"男朋友"无措施同房,她不知道是否会怀孕……看着这些提问,我不禁困惑:

- 这些女孩子最大的应该已经念初二初三了,九年义务教育中有卫生和健康教育课呀!为什么她们好像从来没有上过这样的课?
- 家长们平时是怎么跟她们沟通大姨妈这件事情的呢?
- 为什么这些女孩子没有找父母或老师,而选择匿名在网络上寻求帮助?

作为一个1岁女孩儿的爸爸、"大姨吗"App的创始人,我按捺不住,必须一探究竟。我买了从小学开始的卫生和健康教育课教材,在社区内发起了数个小调查活动,走访了身边能够走访到的女性朋友。当我翻开课本,迎面而来的彩图便是大大的"女性生殖系统解剖横截面图"。上面很严谨地通过大大的黑色宋体字和箭头,指出了子宫后壁、子宫内膜、输卵管、卵巢、膀胱等女性生理组织结构。唉,很多成年人都看不懂的复杂生理结构,以及理解不了的对应功能,就这样冷冰冰地丢给孩子们去看……

当我完成一系列的调查走访,更是无比慨叹。君不知,好多学校的卫生和健康教育课索性直接改成体育课或自由活动了。就算没改的,课堂上老师不好意思多讲,学生更不好意思多问,一节课就这样稀里糊涂地过去了!难怪啊难怪!难怪这些课程并没有起到我们期待的作用。

抛开学校,再来说父母是怎么跟孩子沟通的。我相信大家都记得这样的场景:《动物世界》里一旦出现动物交配的镜头,父母们就会赶紧换台,有的还挡住孩子的眼睛。万一有的孩子好奇:"它们在做什么?"父母们总是遮遮掩掩地答:"哦,它们在打闹!"有太多父母当被孩子问到"我是从哪里来的"时选择含糊其词,于是便有了"垃圾堆里捡的"、"仙鹤叼来的"、"鸡蛋里生出来的"这样的"传说"……

其实这些看似不经意的时刻,都是对孩子进行生理教育的极佳时刻,而父母们不知道如何切入,也不好意思切入,毕竟这一辈的父母们从小也是自己"摸着石头过河"的,很多人抱着"我们都没什么事儿,她们也没关系"的想法,让孩子重复着"自学成才"的经历。然而时代不一样了,在互联网信息如此发达的今天,正确的信息容易查找,错误的知识一样容易泛滥。如果不去主动教育和引导女孩子们学习正确的知识,她们就更有可能去信任那些不负责任的谣传。

对了,孩子们为何不愿意去咨询家长、老师,反而选择上网求助呢?很容易理解。试想一下,如果一个女孩子告诉父母或老师自己有男朋友了,父母会不会大发雷霆,会不会把她禁足家中?老师会不会把她的"错误"通报全校,会不会给予记过、开除处分?在这么严苛的环境中,孩子们除了匿名上网求助，还能有什么选择呢？

所以，一方面我很荣幸，作为第一手看到这些问题的社会人、企业家，"大姨吗"App可以承担起答疑解惑、正确引导各个年龄层女性收获健康的职责，这也是我们的责任。另一方面，我认为，我们目前做的还远远不够。

所谓"知行合一"，既然我们知道问题存在了，就要从一点一滴开始做起，努力去解决问题，改变现状。

比如有没有一本书，可以轻松愉快、由浅入深、去繁从简地把月经、性教育这些事情说得清楚明白，让青春期成长发育变得轻松愉快、令人期待？

是的，这就是我们做《400次》的初衷。

历时一年，我们创作出了这本自己引以为傲的趣味科普书，接下来请用热烈的掌声，欢迎本书的主创团队！

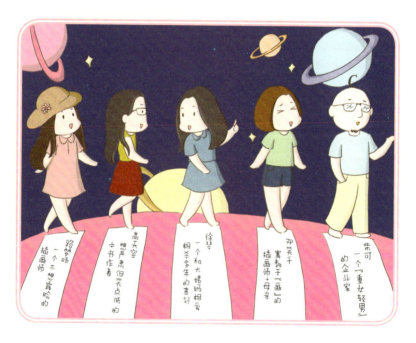

祝姑娘们都能跟大姨妈和平共处，做最自信最健康的女生！

~ 全书完 ~

大姨吗

中国首家女性经期管理 App，致力于引导女性收获最佳身体状态
自 2012 年成立至今，持续保持着女性健康 App 领导者地位
用户现已过亿

作品：
大姨吗 App
好孕妈 App
"美月优选"优质健康生活电商
《中国女性生理健康白皮书》
科普动画《大姨来了吗》系列
微电影《大姨吗星座诊断报告》

果麦 更好的精神食粮

400次

产品经理	曹　曼	封面设计	裴峰南
媒介经理	俞乐和	技术编辑	顾逸飞
特约印制	刘　淼	策 划 人	路金波

新浪微博：@果麦文化　微信公众号：果麦文化

图书在版编目（CIP）数据

400次 / 大姨吗编著 . -- 杭州：浙江文艺出版社，2016.5（2016.5重印）
ISBN 978-7-5339-4410-0

Ⅰ . ① 4… Ⅱ . ①大… Ⅲ . ①月经－生理－基本知识 Ⅳ . ① R711.51

中国版本图书馆 CIP 数据核字 (2015) 第 322086 号

责任编辑：徐　旼
特约编辑：曹　曼
封面设计：裴峰南

400次
大姨吗　编著

出版　浙江出版联合集团
　　　浙江文艺出版社

地址	杭州市体育场路 347 号　邮编　310006
网址	www.zjwycbs.cn
经销	浙江省新华书店集团有限公司
印刷	北京华联印刷有限公司
开本	880mm×1230mm　1/32
字数	120 千字
印张	6
印数	45,001-60,000
版次	2016 年 5 月第 1 版　2016 年 5 月第 2 次印刷
书号	ISBN 978-7-5339-4410-0
定价	39.80 元

版权所有　侵权必究

如发现印装质量问题，影响阅读，请联系 021-64386496 调换。